U0248700

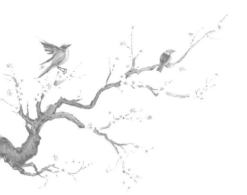

内分泌代谢性疾病
中医诊治十二讲

诊余心汇

方朝晖 ◎ 主编

化学工业出版社

·北京·

内容
简介

　　总结名老中医的学术思想和诊疗经验，是继承发扬中医药、提高中医师临床水平的重要举措。本书汇集整理了江淮名医方朝晖教授的主要学术思想和临床诊疗特色，对临床常见的内分泌代谢性疾病的诊断、治疗、组方用药进行了详细的叙述，并附方解和显效医案，全面实录了作者对于该类疾病的中医辨证诊疗思路和用药特色。全书理论与实践并重，辨病与辨证相结合，中西互参，特色鲜明，可供内分泌科临床中医师及中医药专业学生参考借鉴。

图书在版编目（CIP）数据

诊余心汇：内分泌代谢性疾病中医诊治十二讲/方朝晖主编. —北京：化学工业出版社，2024.3
　ISBN 978-7-122-44645-9

　Ⅰ.①诊…　Ⅱ.①方…　Ⅲ.①内分泌病-中医诊断学
②内分泌病-中医治疗法　Ⅳ.①R259.8

　中国国家版本馆CIP数据核字（2024）第053789号

责任编辑：李少华　刘　军　　　　　　装帧设计：刘丽华
责任校对：田睿涵

出版发行：化学工业出版社
　　　　　（北京市东城区青年湖南街13号　邮政编码100011）
印　　装：中煤（北京）印务有限公司
710mm×1000mm　1/16　印张15¼　字数194千字
2024年8月北京第1版第1次印刷

购书咨询：010-64518888　　　售后服务：010-64518899
网　　址：http://www.cip.com.cn
凡购买本书，如有缺损质量问题，本社销售中心负责调换。

定　　价：68.00元　　　　　　　　　　版权所有　违者必究

前·言

中医药是中国传统文化的瑰宝，包含着中华民族几千年的健康养生理念及其实践经验，凝聚着中华民族的博大智慧，在全民健康中作出了巨大贡献。随着中医药事业日新月异的发展，今天的中医药面临着传承与创新的问题。如何把中医药这一祖先留给我们的宝贵财富继承好、发展好、利用好，是实现中国式现代化的时代必考题。

传承是中医药发展的根基，虽说目前创新时尚正浓，但离开传承谈创新，中医将成为无源之水、无本之木。在国务院办公厅印发的《"十四五"中医药发展规划》中，多次提到"建设高素质中医药人才队伍"，两次提到师承教育。中医师承是指中医药学理论和实践的代代相传，师徒之间传授医术和经验的传统方式。传承临床经验是中医师承中的重要环节，在跟师学习过程中，对典型病例进行剖析，总结组方遣药规律，发掘其中的内在意义，非常有助于青年中医师的成长。

本书共分为两章，第一章对五脏的常与变

进行论述，五脏为人体的中心，在机体的调节中，以五脏调节最为重要，故其对内分泌代谢性疾病的诊治也具有重要意义。第二章从脏腑辨治角度对方朝晖教授诊治内分泌代谢性疾病的用药规律及诊疗思路进行总结，并列举具有代表性的真实案例，涵盖了常见的内分泌代谢性疾病，如糖尿病、甲状腺疾病、痛风、骨质疏松等，体现了方朝晖教授临床诊疗过程中对中医脏腑观、辨证观、整体观、系统观的切身实践，病案有限，但却是对真实经验的总结，希望对读者有所裨益。

在研读之中如发现不足之处，敬请广大读者及时反馈，促使我们共同进步。

编者

2024年5月

第二章 诊疗思路与实践

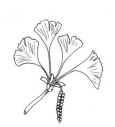

目·录

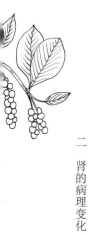

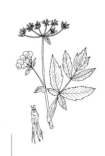

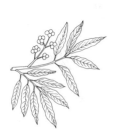

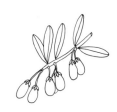

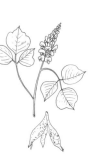

目 · 录

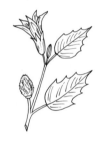

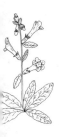

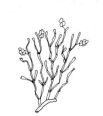

诊余
心汇

内分泌代谢性疾病
——中医诊治十二讲——

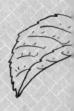

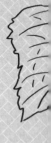

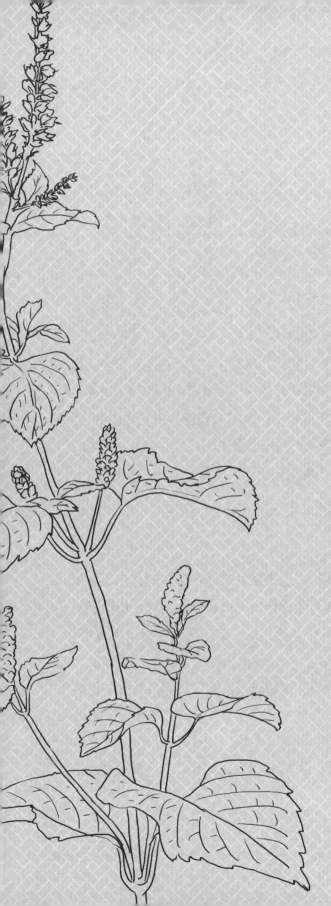

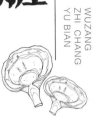

第一章

五脏之常与变

WUZANG
ZHI CHANG
YU BIAN

第一节　　心

心的生理功能

心位于胸中，两肺之间，隔膜之上，外有心包卫护。其形圆而下尖，如未开之莲蕊。心的主要生理功能是主血脉、主神明。由于心的主血脉和主神明功能起着主宰人体整个生命活动的作用，故称心为"君主之官""生之本""五脏六腑之大主"。心的生理特性是心为阳脏而主通明，心藏神，在志为喜，在体合脉，其华在面，在窍为舌，在液为汗，在时应夏。

1　生理功能

（1）**主血脉**　心主血脉，即指心气推动血在脉中运行的作用。具体来说，包括主血和主脉两个方面。全身的血，都在脉中运行，依赖于心脏的搏动而输送到全身，发挥其濡养的作用，故《素问·五脏生成篇》说："诸血者，皆属于心"。

心主血的内涵有二，其一是心气推动血行。心气推动血行脉中，输送营养周流全身。心气充沛，心脏搏动有力，节律一致，血才能正常地输布全身，发挥其营养滋润作用。若心气不足，心搏无力，可导致血运行失常。其二是心有生血的作用，即所谓"奉心化赤"。主要指饮食水谷经脾胃之气的运化，化为水谷精微，水谷精微再化为营气和津液，营气和津液入脉，经心火（心阳）的作用，化为赤色的血。因此，心有总司一身血的运行及生成的作用。若心阳虚衰，可致血的化生失常。

心主脉，是指心气有调控脉管的舒缩，维持脉道通畅的作用。血液循环虽归心所主，但与肺朝百脉助心行血有关。脉，即血脉，又可称经脉，为血之府，是容纳和运输血的通道。营气与血并行于脉中，故《灵枢·决气》说："壅遏营气，令无所避，是谓脉"。心与脉直接相连，形成一个整体。

心、脉、血三者密切相连，构成一个血液循环系统。心主血脉的功能是否正常，必须以心气充沛、心血充盈、脉道通利为基本条件。故《素问·痿论》说："心主身之血脉。"心脏的正常搏动，在中医学理论上认为主要依赖于心气。在正常情况下，心气充沛，脉道通利，血在脉中正常运行，周流不息，营养全身，从而表现为面色红润光泽、脉象和缓有力等征象。血液的正常运行，也有赖于血液本身的充盈。如果血衰少，血脉空虚，同样也能直接影响心脏的正常搏动和血液的正常运行。所以，血液的正常运行，必须以心气充沛、血液充盈和脉道通利为其最基本的前提条件。如果心气不足、血液亏虚、脉道不利，势必形成血流不畅，或血脉空虚，而见面色无华，脉象细弱无力等外在表现。甚则发生气血瘀滞，血脉受阻，而见面色灰暗，唇舌青紫，心前区憋闷和刺痛，以及脉象结、代、促、涩等外在表现。

（2）主神明 心主神明，即是心主神志，或称心藏神。是指心具有主宰五脏六腑、形体官窍等的生命活动和主司意识、思维、情志等精神活动的功能。《素问·灵兰秘典论》说："心者，君主之官也，神明出焉。"《素问·六节脏象论》说："心者，生之本，神之变也。"

人体之神，有广义与狭义之分。广义之神，是整个人体生命活动的主宰和总体现，如整个人体的形象以及面色、眼神、言语、应答、肢体活动姿态等，无不包含于神的范围。换句话说，凡是机体表现于外的

"形征"，都是机体生命活动的外在反映，也就是通常所说的"神气"。《素问·移精变气论》说的"得神者昌，失神者亡"就是指这种广义的神；狭义之神，是指人的意识、思维、情志等精神活动。由于人的精神、意识和思维活动不仅仅是人体生理功能的重要组成部分，而且在一定条件下，又能影响整个人体各方面生理功能的协调平衡，所以《灵枢·邪客》说："心者，五脏六腑之大主也，精神之所舍也"。

　　人体的脏腑、经络、形体、官窍，各有不同的生理功能，但它们都必须在心神的主宰和调节下，分工合作，共同完成整体生命活动。心神正常，则人体各脏腑的功能互相协调，彼此合作，全身安泰。神能调气御精，调节血和津液的运行输布，而精藏于脏腑之中而为脏腑之精，脏腑之精所化之气为脏腑之气，脏腑之气推动和调控脏腑的功能。因此，心神通过驾驭协调各脏腑之气以达到调控各脏腑功能之目的。《灵枢·本神》中言："所以任物者谓之心"，也就是说心还对外界的各种事物和刺激做出反应，进行意识、思维、情感等活动。任，是接受、担任之义，即是具有接受外来信息的作用。古人之所以把心称作"五脏六腑之大主"，是因心主神明义，即是具有接受外来信息的作用。所以张介宾在《类经》中指出："心为脏腑之主，而总统魂魄，并赅意志，故忧动于心则肺应，思动于心则脾应，怒动于心则肝应，恐动于心则肾应，此所以五脏唯心所使也"，又说："情志之伤，虽五脏各有所属，然求其所由，则无不从心而发"。人的精神意识思维活动，虽可分属于五脏，但主要归属于心主神明的生理功能。因此，心主神明的生理功能正常，则精神振奋，神志清晰，思考敏捷，对外界信息的反应灵敏和正常。如果心主神志的生理功能异常，即可导致精神意识思维的异常，而出现失眠、多梦、神志不宁，甚至谵狂；或可出现反应迟钝、健忘、精神委顿，甚则昏迷，不省人事等临床表现。

　　心的主血脉与主神明功能是密切相关的。血是神志活动的物质基础。《灵枢·营卫生会》说："血者，神气也。"心血充足，则能化神养神，而使心神灵敏不惑；而心神清明，则能驭气以调控心血的运行，濡养全身脏腑、形体、官窍及心脉自身。若心血不足，心神失养，可见精神恍惚、思维迟钝、心悸、失眠等症。

2 生理特性

（1）心为阳中之阳脏 心位于胸中，在五行属火，为阳中之阳，又称"火脏"。火性光明，烛照万物。心喻为阳脏、火脏，其意义在于说明心以阳气为用，心之阳气有推动心脏搏动，温通全身血脉，振奋精神，以使生机不息的作用。若心阳不足，既可导致血行迟缓，瘀滞不畅，又可引起精神委顿。

（2）心主通明 心脉以通畅为本，心神以清明为要。心以阳气为用，心阳有推动心脏搏动，温通全身血脉，兴奋精神的作用。故唐宗海在《血证论》中说："心为火脏，烛照万物。"若心的阳气不足，失于温煦鼓动，既可导致血运迟缓，瘀滞不畅，又可引起精神委顿，神志恍惚；心阴不足，失于凉润宁静，可致血行加速，精神虚性亢奋。

3 心系的系统联系

（1）心藏神 是指人的精神活动都发于心神，以心为主宰。中医学将人的意识、思维等精神活动分为神、魂、魄、意、志，此五者分藏于五脏，故将五脏称为"五神脏"。如《素问·宣明五气》所说心藏神、肺藏魄、肝藏魂、脾藏意、肾藏志。此处之神是指狭义之神，即人的精神意识思维活动，它以血为物质基础，心血充足，则精力充沛、思维敏捷；心血不足，则神疲倦怠、思维迟钝。

（2）在志为喜 心在志为喜，是指心的生理功能与情志活动的"喜"有关。《素问·阴阳应象大论》说："在脏为心，在志为喜。"喜，是人们对外界的刺激所引起的良性反应，有益于人的身心健康。心血充盈，心气充沛，是产生喜乐情绪的内在基础。喜乐愉悦有益于心主血脉的功能，所以《素问·举痛论》说："喜则气和志达，营卫通利"。若喜乐过度，则可使心神受伤，心为神明之主，不仅喜能伤心，而且五志过极均能损伤心神。所以，《灵枢·邪气脏腑病形》说"愁忧恐惧则伤心"。

（3）**在体合脉，其华在面**　心在体合脉，是指全身的血脉统属于心，由心主司。华，即光彩、光华之义。其华在面，是指心的气血盛衰及其生理功能，可以通过面部的色泽反映出来。如《灵枢·邪气脏腑病形》说："十二经脉，三百六十五络，其血气皆上于面而走空窍。"心气旺盛，血脉充盈，则面部红润光泽。心气不足，可见面色㿠白晦滞；心血亏虚，则见面色无华；心脉痹阻，则见面色青紫；心火亢盛，则见面色红赤；心阳暴脱，可见面色苍白晦暗。故《素问·五脏生成》说："心之合脉也，其荣色也。"

（4）**在窍为舌**　心在窍为舌，是指舌为心之外候，又称"舌为心之苗"。心在窍于舌，是指心之别络上系于舌，心之气血上注于舌，使舌能正常发挥其司味觉和表达语言的功能，观察舌的变化可以了解心的主血脉及藏神功能。心的主血、藏神功能正常，则舌体红活荣润，柔软灵活，味觉灵敏，语言流利。若心血不足，则舌淡瘦薄；心火上炎，则舌红生疮；心血瘀阻，则舌质紫暗或有瘀斑。若心藏神的功能失常，则可见舌强、语謇，甚或失语等。

（5）**在液为汗**　心在液为汗，是指心血为汗液化生之源。汗是阳气蒸化津液而成，并由汗孔排出来的液体。津液为血液的主要组成部分，汗为津液所化，津液和血液同出一源，而血归心所主，故有"汗为心之液"之称。《素问·宣明五气》有"五脏化液，心为汗"之说。心主血脉，心血充盈，血与津液同源互化，血中的水液渗出脉外则为津液，津液是汗液化生之源。津液充足，汗化有源。汗出过多，津液大伤，必然耗及心血，可见心慌、心悸之症。故又有"血汗同源""汗为心之液"之说。

此外，汗液的生成与排泄又受心神的主宰与调节。情绪紧张、激动、惊恐时均可见汗出现象。《素问·经脉别论》说："惊而夺精，汗出于心。"

由此可见，心以主血脉和藏神功能为基础，主司汗液的生成与排泄，从而维持了人体内外环境的协调平衡。汗是津液所化，津液是气的载体，汗出过多不仅伤津液，又可耗散心气或心阳，出现心气脱失或心阳暴脱的危候。

（6）在时应夏 心在时应夏，是指心气与夏气相通应。在夏季以炎热为主，在人体则心为火脏而阳气最盛，同气相求，故夏季与心气相应。从五脏来说，心为阳中之阳，属火，故心之阳气在夏季最旺盛。心阳虚衰的患者，在夏季往往病情缓解，症状减轻。而阴虚阳盛之心脏病和情志病者，在夏季又往往加重。在预防上，常根据时令来调摄身心。在夏三月，应当"夜卧早起，无厌于日"，尽量延长户外活动时间，使人的身心符合阳气隆盛状态，以使心的功能达到最大限度的扩展，发挥生命的潜能。

心的病理变化

心的主要生理功能是主神志和主血脉。因此，心的任何病变均可出现血脉的运行异常和精神情志的改变。这些病理变化是心之阴阳气血失调的结果。所以，心之阴阳气血失调是心脏病变的内在基础。

1 心的基本病理变化

由于阴和阳，气和血对于心主血脉和心主神志等生理功能的作用不同，故心的阴阳、气血失调因虚实寒热之不同，可出现不同的病理变化。

心病的主要病理为血脉和神志功能失常；心病的常见症状为心悸、怔忡、胸闷、心痛、心烦、失眠、健忘、精神错乱、神志昏迷、脉结代促，以及某些舌体病变等。小肠的主要病理为化物和泌别功能失常；常见症状为腹胀、腹痛、肠鸣、腹泻、小便赤涩灼痛等。在生理上，心血滋养小肠，小肠吸收水谷精微可以化生心血，二者存在着相互依存的关系。在病理上，如心有火热，可向下移于小肠，引起尿少、尿热赤、尿痛等症；反之，如小肠有热，亦可循经上炎于心，可见心烦、舌赤、口舌生疮等症。

心病的常见证型有虚、实之分：虚证多见心血虚证、心阴虚证、心气虚证、心阳虚证及心阳虚脱证；实证多见心火亢盛证、心脉痹阻证、痰蒙心神证、痰火扰神证。

（1）心气、心阳失调　心气、心阳失调主要表现为阳气偏衰和阳气偏盛两个方面。

① 心的阳气偏衰：主要表现为心气不足和心阳不足。

a.心气不足：心气不足多由久病体虚，或年高脏气衰弱，或汗下太过耗气，或禀赋不足等因素所引起。因心气是推动血液循行的动力，心气不足，其基本病理变化是心脏本身主血脉功能减退。由于血液为神志的物质基础，心气虚衰，鼓动力弱，血脉不充，则心神失养，所以既有心神不足之病，又有全身气虚之变。临床上以心悸气短，动辄益甚，神疲乏力等为重要特征。

b.心阳不足：心阳不足多系心气不足病情严重发展而来；亦可由于寒湿、痰饮之邪阻抑心阳；或素体阳虚，心阳不振；或思虑伤神，心气受损；或久病失养等所致。阳虚则寒自内生，气虚则血运无力，心神失养。故心阳虚的基本病理变化主要表现在心神不足、阳虚阴盛和血运障碍等几个方面。

其一，心神不足。心主神志的生理功能失去阳气的鼓动和振奋，则精神、意识和思维活动减弱，易抑制而不易兴奋。临床可见精神萎靡、神思衰弱、反应迟钝、迷蒙多睡、懒言声低等病理表现。

其二，阳虚阴盛。阳虚则寒，心阳不足，温煦功能减退，故临床可见畏寒喜暖、四肢逆冷等虚寒之象。心气虚与心阳虚相比较，心气虚为虚而无寒象，而心阳虚则是虚而有寒象。

其三，血运障碍。血得温则行，得寒则凝。心阳不足，心主血脉的功能减退，血行不畅而致血瘀，甚则凝聚而阻滞心脉，形成心脉瘀阻之证。可见形寒肢冷，面色苍白或青紫，心胸憋闷、刺痛，脉涩或结代等。

若心阳虚极，或寒邪暴伤阳气，或瘀痰闭阻心窍，均可导致心阳衰败而暴脱，从而出现大汗淋漓、四肢厥逆、神识模糊、脉微欲绝等宗气大泄，阳气将亡之危候。

② 心的阳气偏盛：主要表现为心火亢盛和痰火扰心。

a.心火亢盛：心火亢盛又称心火，即心的阳气偏盛。火热之邪内侵，或情志之火内发，或过食辛热、温补之品，久而化热生火，或脏腑功能失调而生内火等，均可导致心火亢盛。心火亢盛的主要病理变化如下。

其一，火扰心神。火气通于心，心火内炽，扰于心神，则心神失守，每见心烦失眠，甚则狂躁谵语、神志不清等病理表现。

其二，血运逆常。心主血脉，热迫血升，心火阳盛，气盛动速，则脉流薄疾，可见心悸、面赤、舌红绛、脉洪数等，甚至血热妄行而导致各种出血。

其三，心火上炎与下移。火性炎上，心开窍于舌，心火循经上炎，故可见舌尖红赤疼痛、口舌生疮等。心与小肠相表里，若心火下移于小肠，可见小便黄赤，或尿血、尿道灼热疼痛等小便赤、灼、痛的病理现象。

其四，热象显著。阳盛则热，心火亢盛，则多见实热征象，如身热、口渴饮冷、溲赤、便结等。

b.痰火扰心：肝气郁结，气郁化火，肝火引动心火，心肝火旺，煎熬津液为痰。痰与火结，上扰心神，则心神失守，清窍闭塞；或外感温热之邪，挟痰内陷心包，而成痰火扰心之候，以神志错乱为主要临床特点。

(2) 心血、心阴失调 心血、心阴的失调，主要表现为心血亏损、心阴不足和心血瘀阻三方面。

① 心血亏损：心血亏损，多由于失血，或血液生化不足，或情志内

伤，耗损心血等所致。心血亏损的基本病理变化如下。

其一，血液虚少。心血不足，血脉空虚，血主濡养，故有全身血虚之征，以面、唇、舌等淡白无华，以及脉细无力为特征。

其二，心神失守。血虚心失所养，则心悸怔忡；神不守舍，则神识衰弱而神思难以专一，甚则神思恍惚，或失眠、多梦、惊悸、不安。

② 心阴不足：心阴不足，即心阴虚。多由劳心过度，久病失养，耗伤心阴；或情志内伤，心阴暗耗；或心肝火旺，灼伤心阴等所致。心阴不足的基本病理变化有以下几个方面。

其一，虚热内生。阴液亏损，不能制阳，阴虚阳盛，虚热内生。可现阴虚内热甚则阴虚火旺之候，以五心烦热、潮热、盗汗、口渴咽干、面红胜火、舌红、脉细数等为特征。

其二，心神不宁。心阴虚则阴不制阳，心阳偏亢，阴虚阳盛，则虚火内扰，影响心神，而见心中烦热、神志不宁，或虚烦不得眠。

其三，血行加速。阴虚内热，热迫血行，脉流薄疾，影响心主血脉之功能，故脉来细而且数。

从病机上看，心血虚与心阴虚虽同属阴血不足范畴，但心血虚为单纯血液不足，血不养心，主要表现为心神失常和血脉不充，失于濡养方面；而后者除包括心血虚外，主要表现为阴虚不能制阳，心阳虚亢，虚热内生之候。所以心血虚以血虚不荣之"色淡"为特点，而心阴虚则以阴虚内热之"虚热"为特点。

③ 心血瘀阻：心脉寒滞，或痰浊凝聚，血脉郁阻不畅均可导致心血瘀阻。劳倦感寒，或情志刺激常可诱发或加重。

心脉气血运行不畅，甚则可见血凝气滞、瘀血阻闭、心脉不通等基本病理变化，以心悸怔忡，惊恐万状，心胸憋闷、刺痛，甚则暴痛欲绝为特征。

总之，心主血脉而藏神，其华在面，开窍于舌，其经为手少阴经，又与小肠相表里。这种功能上的特定联系构成了心系统，故心的病理变化就是这一系统结构各层次的病态反应，主要表现在血脉和心神两个方面。

在血脉方面，寒则血液凝滞而心胸闷痛、四肢厥冷；热则血液妄行而面肤色赤，出血；虚则运行无力，血流不畅，脉微或涩；实则循环不良，血络阻滞，血不流而脉不通，瘀血为害。

在心神方面，寒则心神不足，神情淡漠而蜷卧欲寐，甚则阳气暴脱而神识不清；热则心神失守，神情浮躁而烦扰不眠，甚至谵语妄言；虚则神疲懒言，萎靡不振；实则喜笑无常，悲不自胜，或癫狂。汗为心之液，大汗之后而又亡心阳，心火上炎则舌赤烂痛，心火下移于小肠，则尿赤涩痛。

2 心病与其他脏腑的关系

心病与其他脏腑的关系，主要包括心与肺、脾、肝、肾，以及小肠等脏腑之间在病理上的相互影响。

（1）心与肺 心肺同居上焦，心气上通于肺，肺主治节而助心行血。因此，心与肺在病理上的相互影响，主要表现在气和血的功能失调方面。

心主一身之血，肺主一身之气，两者相互协调，保证气血的正常运行，维持机体各脏腑组织的新陈代谢。血的正常运行，必须依赖于心气的推动，亦有赖于肺气的辅助。肺朝百脉，助心行血，是血正常运行的必要条件。由于宗气具有贯心脉而司呼吸的生理功能，从而加强了血之运行与呼吸吐纳之间的协调平衡。积于胸中的宗气是联结心之搏动和肺之呼吸的中心环节。生理上，肺气充盛，呼吸功能正常，宗气生成充足，心气得到宗气的资助，才能维持正常的主血脉功能。病理上，若肺气虚弱，宗气生成不足，则使心行血无力，血行不畅则瘀滞为患。或肺失宣肃，肺气壅塞，可影响心的行血功能，易致心血瘀阻的病证，可见心悸怔忡、胸闷心痛等。反之，若心气不足，心阳不振，血行不畅，也可影响肺的呼吸功能，导致胸闷、咳喘等症。

① 肺气虚弱，宗气不足，不能助心行血，心气亦弱。心气虚弱，心血不能充养于肺，肺气亦虚。心、肺之气虚相互影响终致心肺气虚，临床上表现为心悸气短，咳嗽喘促、动则尤甚，声低气怯，胸闷，咳痰清稀等症状。

② 肺气虚弱或肺失宣肃，均可影响心主血脉的功能，导致血液运行迟滞，而出现胸闷、气短，以及心悸、唇青、舌紫等心血瘀阻的病理表现。

③ 心气不足或心阳不振，血脉运行不畅，由血及气，也会影响肺的宣降功能，使宣肃功能失常，从而出现心胸憋闷、刺痛，以及咳嗽、气促、喘息等肺气上逆的病理现象。

④ 心火炽盛，灼伤肺阴，火烁肺金，既可出现心悸、心烦、失眠等心火内扰之症，又可出现咳嗽、咯血等阴虚肺损之状。

⑤ 在温热病的发展过程中，疾病的传变，可以从肺卫阶段直接进入心营，即所谓"逆传心包"。临床上，初见发热、微恶寒、咳嗽，继则出现高热、神昏谵语、舌绛等由肺卫直入心营的症状。

(2) 心与脾　心主血，脾生血又统血，故在病理上心与脾之间的相互影响，主要表现在血的生成和运行方面。

心阳不振或心血不足会影响脾之运化，使脾之功能失常。反之，脾虚健运无权，不能益气生血，则心失所养，亦能为病。

① 脾病及心：脾气虚弱，运化失职，则血的化源不足；或脾不统血，失血过多，都能影响于心，导致心血不足。临床上，既有脾气虚弱之面黄、神疲、食少便溏，以及其统摄失职之出血，又有心悸、失眠、健忘、脉细等心血不足之症。

② 心病及脾：心行血以养脾，若思虑过度，耗伤心血，血虚无以滋养于脾，影响脾之健运，又会导致脾虚气弱，健运失司。临床上，既有心血不足之症，又有脾气虚衰之状。

不论是脾气虚而致心血不足，还是心气不足，心血亏损，影响脾之运化和统血之功能，心与脾，两者互相影响，终致心脾两虚之证。临床上，表现为脾气虚弱而食少、腹胀，心血不足而心悸，心神失养而失眠、多梦，以及全身气血双虚而眩晕、面色不华、体倦等。

另外，心主血液的运行，脾有统血之功，在心脾两脏的作用下，使血液沿着脉道正常运行，不致溢于脉外。当心脾功能失常时，则又会出现出血性病理改变。

(3) 心与肝 心主血，肝藏血；心主神志，肝主疏泄，故心与肝的病理影响，主要表现在血液和神志两个方面。

① 血液方面：心肝阴血不足，往往互相影响，心血不足，肝血常因之而虚。肝血不足，心血亦因之而弱。所以，在临床上常常是心悸怔忡、面色不华、舌淡、脉细无力等心血不足的症状和头晕目眩、爪甲不荣、肢麻筋挛、视力减退、妇女月经量少等肝血亏损的症状同时并见。

因此，血虚证不仅有心脾两虚，而且又有心肝血虚：心肝血虚之证，既有心血不足的表现，又有肝无所藏，不能荣筋养目之候。

② 神志方面：心肝两脏有病常表现出精神异常，如心肝血虚，血不养心，肝失濡养，则神无所主，疏泄失职。因此，肝血亏虚的病人，除有肝血不足的症状外，还会出现心悸不安、失眠多梦等神不守舍的症状。若心阴不足，虚火内炽，出现心悸、心烦、失眠、多梦的同时，往往还会兼见急躁易怒、头晕目眩、面红目赤等肝气上逆，浮而上亢的症状，这是心肝之阴血亏损，而心肝之阳气无所制约的结果。甚则心肝火旺，相互影响，气郁化火生痰，痰与气（火）相结，阻蔽心窍，扰于心神，又可导致癫狂等精神失常之病。

总之，在某些精神情志疾病中，心肝两脏相互影响，肝气郁结，气机不调，可出现神志方面的异常变化。反之，情志失调，又可致肝气不舒，甚则肝气火上逆。

(4) 心与肾 心与肾之间的关系主要为水火既济的关系。心肾之间阴阳水火精血动态平衡失调，即为心肾不交。其主要病理表现是肾水亏而心火旺，以及心肾阳虚水泛。

① 肾阴不足，心阳独亢：肾水不足，不能上承以济心阴，心阴不能制约心阳，使心阳独亢而致肾阴亏于下，心阳亢于上的病理变化，出现心悸、心烦、失眠、多梦，以及腰膝酸软、男子遗精、女子梦交等。此为"心肾不交"或"水火不济"。

② 心肾阴虚，阴虚火旺：心肾阴虚，不能制约心阳，以致心火上炎，而见五心烦热、消瘦、口干少津、口舌生疮、心悸、失眠、健忘等。

③ 心阳不振，水气凌心：心阳不振，不能下温于肾，以致寒水不化，上凌于心，阻遏心阳，则现心悸、水肿、喘咳等"水气凌心"之候。

此外，心血不足和肾精亏损互为因果，从而导致精亏血少，而见眩晕耳鸣、失眠、多梦、腰膝酸软等。此亦属心肾之间生理功能失调的病变。

（5）心与小肠 心与小肠相表里，故两者在病理上相互传变。心可移热于小肠，小肠实热又可上熏于心。

① 心移热于小肠：心火炽盛，会出现心烦、口舌生疮、舌尖红赤疼痛等症状。若心火下移，影响小肠分别清浊的功能，又可引起小便短赤、尿道灼热疼痛，甚则尿血等症状，称"心移热于小肠"，又称"小肠实热"，可用清心利尿的方法导热下行。

② 小肠实热上熏于心：小肠有热，亦可循经上熏于心，出现心烦、舌赤、口舌生疮糜烂等心火上炎的病理现象，在治疗上，清心泻火和清利小便的药物并用。

3 心脏疾病常见证候

（1）心血虚证 心血虚证指血液亏虚，心失濡养，以心悸、失眠、多梦及血虚症状为主要表现的证候。其多因劳神过度，或失血过多，或久病伤及营血引起；也可因脾失健运或肾精亏损，生化之源不足而导致。血液不足，心失濡养，心动不安，故见心悸；心神失养，神不守舍，则为失眠、多梦健忘；血虚不能上荣头面，故见头晕眼花、面色淡白或萎黄，唇、舌色淡；血少脉道失充，故脉细无力。

（2）心阴虚证　心阴虚证指阴液亏损，心失滋润，虚热内扰，以心悸、心烦、失眠、多梦及阴虚症状为主要表现的虚热证。多因思虑劳神太过，暗耗心阴；或温热火邪，灼伤心阴；或肝肾阴亏，不能上养，累及心阴而成。阴液亏少，心失濡养，心动不安，故见心悸；阴虚阳亢，虚热扰心，神不守舍，故见心烦、失眠、多梦；阴虚失滋，故口燥咽干，形体消瘦；阴不制阳，虚热内生，故手足心热，潮热盗汗，两颧潮红，舌红少苔乏津，脉象细数。

（3）心气虚证　心气虚证指心气不足，鼓动无力，以心悸怔忡、胸闷气短及气虚症状为主要表现的虚弱证。多由素体久虚，或久病失养，或劳倦过度，或先天不足，或年高气衰等原因而成。心气虚，鼓动乏力，心动失常，故见心悸怔忡；心气虚，宗气衰少，升降失调，故气短胸闷；脏腑功能减退，故神疲乏力；气虚卫外不固，故自汗；动则气耗，故活动劳累后诸症加剧；气虚运血无力，气血不足，血脉不荣，故面色淡白、舌淡、脉虚。

（4）心阳虚证　心阳虚证指心阳虚衰，温运失司，虚寒内生，以心悸怔忡、心胸闷痛及阳虚症状为主要表现的虚寒证。本证常由心气虚进一步发展而来；或由其他脏腑病证损伤心阳而成。心阳虚衰，推动、温运无力，心动失常，轻则心悸，重则怔忡；阳虚寒凝，心脉痹阻，故见心胸疼痛；心阳虚衰，宗气衰少，胸阳不展，气滞胸中，故见胸闷气短；虚寒内生，温煦失职，故见畏寒肢冷；阳虚卫外不固，故见自汗；温运乏力，面部血脉失充，寒凝而血行不畅，故见面色㿠白或面唇青紫，舌质紫暗，脉弱或结或代脉；阳虚水湿不化，故舌淡胖嫩，苔白滑。

若心阳衰极，阳气欲脱，以心悸怔忡、冷汗肢厥、脉微欲绝则可见心阳虚脱证。主要为心阳虚证进一步发展形成；亦可由寒邪暴伤心阳，或痰瘀阻塞心脉引起；还可因失血亡津，气无所依，心阳随之外脱而成。

心阳衰亡，不能外固，故冷汗淋漓；不能温煦四肢，故见手足逆冷；宗气外泄，不司呼吸，故见呼吸微弱；阳气外脱，脉道失充，故面色苍白无华；寒凝血脉，则见心胸憋闷或剧痛，口唇青紫；心神涣散，则见神志模糊，甚则昏迷；心脉衰竭，故脉微欲绝。

（5）**心火亢盛证**　心火亢盛证指心火内炽，上炎下移，扰神迫血，以心烦失眠、舌赤生疮、吐衄尿赤为主要表现的实热证。多因情志抑郁化火；或火热之邪内侵；或过食辛辣刺激食物、温补之品，久蕴化火，扰神迫血而成。心火炽盛，热扰心神，神不守舍，故见心烦失眠；热盛伤津，故发热口渴、便秘尿黄；火热内盛，故面红舌赤、苔黄脉数。火热闭窍扰神，故狂躁谵语、神识不清；火热迫血妄行，故见吐血衄血；心火上炎舌窍，故见口舌生疮、溃烂疼痛；心火下移小肠，故见小便赤涩、灼热疼痛。

（6）**心脉痹阻证**　心脉痹阻证指瘀血、痰浊、阴寒、气滞等因素阻痹心脉，以心悸怔忡、胸闷心痛为主要表现的血瘀证，又称为心血（脉）瘀阻证。多因正气先虚，心阳不振，运血无力，逐渐发展而成。常因气滞、血瘀、痰阻、寒凝等诱发，故其性质为本虚标实。心阳不振，失于温运，心脉失养，心动不安，故见心悸怔忡；阳气不运，心脉阻滞不通，故心胸憋闷疼痛；手少阴心经之脉横出腋下，循肩背、内臂后缘，故痛引肩背内臂，时作时止。

瘀阻心脉的疼痛以刺痛为特点，伴见舌质晦暗，或有青紫色瘀斑、瘀点，脉细涩或结或代等瘀血内阻的症状。

痰阻心脉的疼痛以憋闷为特点，多伴体胖痰多、身重困倦、苔白腻、脉沉滑或沉涩等痰浊内盛的症状。

寒凝心脉的疼痛以痛势剧烈、突然发作、遇寒加剧、得温痛减为特点，伴见畏寒肢冷、舌淡苔白、脉沉迟或沉紧等寒邪内盛的症状。

气滞心脉的疼痛以胀痛为特点，其发作多与精神因素有关，常伴见胁胀、善太息、脉弦等气机郁滞的症状。

（7）**痰蒙心神证**　痰蒙心神证指痰浊内盛，蒙蔽心神，以神志抑郁、错乱、痴呆、昏迷为主要表现的痰浊证，又称为痰迷心窍（包）证。多因湿浊酿痰；或因情志不遂，气郁生痰；或痰浊内盛，挟肝风内扰，致痰浊蒙蔽心神而成。痰浊蒙蔽，心神不清，故见神情痴呆、意识模糊，甚则昏不知人；肝失疏泄，气郁生痰，蒙蔽心神，则见精神抑郁、表情淡漠、喃喃独语、举止失常；痰浊内盛，引动肝风，肝风挟痰，蒙蔽心神，故见突然昏仆、不省人事、口吐涎沫、喉中痰鸣；痰浊内阻，气血不畅，故面色晦暗；痰阻胸阳，胃失和降，则胸闷呕恶。舌苔白腻、脉滑均为痰浊内盛之征。

（8）**痰火扰神证**　痰火扰神证指火热痰浊交结，扰乱心神，以狂躁、神昏为主要表现的痰热证，又称痰火扰心（闭窍）证。多因精神刺激，思虑动怒，气郁化火，炼液为痰，痰火内盛；或外感温热、湿热之邪，热邪煎熬，灼液为痰，痰火内扰而成。外感热病中，邪热内盛，热蒸火炎，故见发热口渴、面红目赤；痰火壅肺，故胸闷气粗、吐痰黄稠、喉间痰鸣；痰热扰心，故烦躁不宁、失眠多梦；痰火蔽窍，扰乱神志，故神昏谵语。内伤杂病中，精神刺激，痰火内盛，闭扰心神，轻则心烦失眠，重则精神错乱；痰火扰乱精神，故见狂妄躁动、打人毁物、不避亲疏、胡言乱语、哭笑无常。舌红、苔黄腻、脉滑数，均为痰火内盛之象。

（9）**心肾不交证**　心肾不交证指心肾水火既济的生理关系失调，以心烦、失眠、耳鸣、腰酸、梦遗等为主要表现的阴虚阳亢证。多由思虑劳神太过，或情志抑郁，郁而化火，或虚劳久病，房事不节，耗伤心肾之阴，虚阳亢动，上扰心神所致。心阴亏虚，心火偏亢，上扰心神，故心烦失眠、惊悸多梦。肾阴亏虚，脑髓失养，故头晕、耳鸣；腰膝失养，故腰膝酸软；虚火扰动精室，则见梦遗；阴虚失濡，虚热内蒸，故口燥咽干、五心烦热、潮热盗汗。舌红少苔、脉细数为阴虚常见之征。

（10）**心肾阳虚证**　心肾阳虚证指心与肾的阳气亏虚，以心悸怔忡、腰膝酸冷、肢体浮肿等为主要表现的阳虚证。其水肿明显者，可称为水气凌心证。多因心阳虚衰，病久及肾，肾阳亦虚；或肾阳亏虚，气化无权，水气凌心所致。心阳虚衰，鼓动无力，故心悸怔忡；温运无力，血行不畅，故见唇甲青紫、舌淡紫。肾阳亏虚，气化失司，水湿内停，外泛肌肤，故肢体浮肿、小便不利；心肾两脏阳虚，形体失于温养，脏腑功能衰退，故形寒肢冷、神疲乏力、腰膝酸软，舌淡、苔白滑、脉弱为虚寒证常见之征。

（11）心肺气虚证　心肺气虚证指心肺两脏气虚，以心悸、咳喘等为主要表现的虚弱证。多因久病咳喘，耗伤肺气，累及于心；或老年体虚，劳倦太过，耗伤心肺之气所致。心气亏虚，鼓动无力，气机不畅，故心悸胸闷。肺气亏虚，宣降失职，呼吸功能减弱，故咳嗽气短；津液输布无力而停聚为痰，故吐痰清稀；气虚全身功能减弱，劳则耗气，故声低懒言、神疲乏力、自汗，且活动后诸症加重。面色淡白、舌淡、苔白、脉弱等为气虚常见之征。

（12）心脾气血虚证　心脾气血虚证指心血不足，脾气亏虚，以心悸、失眠、食少、腹胀、便溏等为主要表现的虚弱证。亦简称心脾两虚证。多因久病失调，思虑过度；或饮食劳倦，损伤脾胃，生化不足；或慢性失血，气血亏耗，导致心脾气血两虚。心血不足，心神失养，则心悸怔忡、失眠多梦；血虚不能上荣，则头晕健忘。脾气亏虚，运化失职，则食欲不振，腹胀便溏；气血生化不足，则神疲乏力、面色萎黄或淡白；脾虚不能统血，则可见各种慢性出血，或月经色淡、淋漓不尽。舌淡白、脉细弱均为气血亏虚之征。

（13）心肝血虚证　心肝血虚证指心肝两脏血虚，以心悸、失眠、头晕目眩、肢麻等及心肝相关组织官窍失养为主要表现的虚弱证。多因思虑过度，或失血过多，或脾虚化源不足所致。心血亏虚，心神失养，则心悸怔忡、失眠健忘。肝血亏虚，头目失养，则头晕目眩，视物模糊；筋脉、爪甲失养，则肢体麻木、震颤、拘挛，爪甲不荣；心肝血虚，血海不充，则月经量少色淡甚则闭经。面白、舌淡、脉细等皆血虚常见之征。

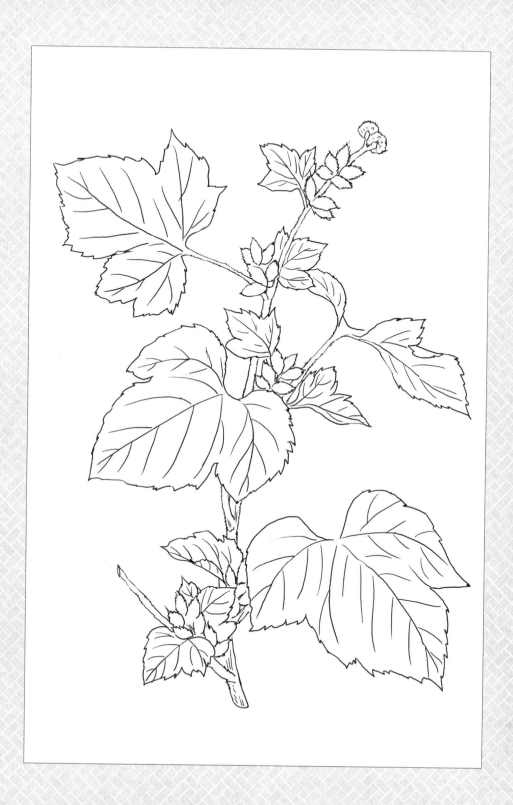

019

第二节　　肺

**肺的
生理功能**

肺位于胸腔，左右各一，覆盖于心之上。肺有分叶，左二右三，共五叶。肺经肺系（指气管、支气管等）与喉、鼻相连，故称喉为肺之门户，鼻为肺之外窍。肺在体合皮，其华在毛，在窍为鼻，在志为悲（忧），在液为涕。手太阴肺经与手阳明大肠经相互属络于肺与大肠，互为表里。肺在五行中属金，为阳中之阴，与自然界秋气相通应。

1　生理功能

（1）肺主气　肺主气是肺主呼吸之气和肺主一身之气的总称。人身之气均为肺所主，所以《素问·五脏生成论》中说："诸气者，皆属于肺"。

① 主呼吸之气：肺主呼吸之气，指肺是气体交换的场所。如《素问·阴阳应象大论》说："天气通于肺"。通过肺的呼吸作用，不断吸进清气，排出浊气，吐故纳新，实现机体与外界环境之间的气体交换，以维持人体的生命活动，即"天气至清，全凭呼吸为吐纳，其呼吸之枢则以肺为主"。肺主呼吸的功能，实际上是肺气的宣发与肃降作用在气体交换过程中的具体表现：肺气宣发，浊气得以呼出；肺气肃降，清气得以吸入。肺气的宣发与肃降作用协调有序，则呼吸均匀通畅。肺为呼吸器

官，具有呼吸功能。肺为体内外气体交换的场所。肺吸入自然界的清气，呼出体内的浊气，实现了体内外气体的交换。通过不断地呼浊吸清，吐故纳新，促进气的生成，调节着气的升降出入运动，从而保证了人体新陈代谢的正常进行。除此之外，中医学认为，呼吸运动不仅靠肺来完成，还有赖于肾的协作。肺为气之主，肾为气之根，肺主呼，肾主纳，一呼一纳，一出一入，才能完成呼吸运动。

② 主一身之气：肺主一身之气是指肺有主持、调节全身各脏腑之气的作用，即肺通过呼吸而参与气的生成和调节气机的作用。正如《医门法律·肺痈肺痿门》所言"人身之气，禀命于肺，肺气清肃则周身之气莫不服从而顺行"。故《素问·六节脏象论》说："肺者，气之本。"

肺主一身之气主要体现在两个方面：其一，肺参与一身之气的生成，特别是宗气的生成。一身之气主要由先天之气和后天之气构成。宗气属后天之气，由肺吸入的自然界清气，与脾胃运化的水谷之精所化生的谷气相结合而生成。宗气在肺中生成，积存于胸中"气海"（气海，指膻中，位于胸中两乳之间，为宗气汇聚发源之处）。宗气上出喉咙，以促进肺的呼吸运动，如《灵枢·五味》所说"其大气之抟而不行者，积于胸中，命曰气海，出于肺，循喉咽，故呼则出，吸则入"，并能贯注心脉以助心推动血液运行，以温养各脏腑组织和维持它们的正常功能活动，还可沿三焦下行脐下丹田以资先天元气，故在机体生命活动中占有非常重要的地位。宗气是一身之气的重要组成部分，宗气的生成关系着一身之气的盛衰，因而肺的呼吸功能健全与否，不仅影响宗气的生成，也影响一身之气的盛衰。其二，对全身气机的调节方面，即肺主一身之气的运行。所谓气机，泛指气的运动，升降出入为其基本形式。肺的呼吸运动，是气的升降出入运动的具体体现。肺的呼吸均匀通畅，节律一致，和缓有度，则各脏腑经络之气升降出入运动通畅协调。故曰："肺为四脏之上盖，通行诸脏之精气，气则为阳，流行脏腑，宣发腠理，而气者皆肺之所主"（《太平圣惠方·卷第六》）。肺的呼吸失常，不仅影响宗气的生成及一身之气的生成，导致一身之气不足，即所谓"气虚"，出现少气不足以息、声低气怯、肢倦乏力等症，而且影响一身之气的运行，导致各脏腑经络之气的升降出入运动失调。肺主一身之气和呼吸之气，实际上都基于肺的呼吸功能。肺的呼吸调匀是气的生成和气机调畅的根本条件。如果肺的呼吸功能失常，势必影响一身之气的生成和运行。若肺丧失了呼吸功能，清气不能吸入，浊气不能排出，新陈代谢停止，人的生命活动也就终结了。所以说，肺主一身之气的作用，主要取决于肺的呼吸功能。

（2）**肺主行水** 《素问·经脉别论》称作"通调水道"，是指肺气的宣发肃降作用推动和调节全身水液的输布和排泄。人体内的水液代谢，是由肺、脾、肾，以及小肠、大肠、膀胱等脏腑共同完成的。

肺主行水的内涵主要有两个方面：一是通过肺气的宣发作用，将脾气转输至肺的水液和水谷之精中的较轻清部分，向上向外布散，上至头面诸窍，外达全身皮毛肌腠以濡润之，即"若雾露之溉"，以充养、润泽、护卫各个组织器官；输送到皮毛肌腠的水液在卫气的推动作用下化为汗液，并在卫气的调节作用下有节制地排出体外。二是通过肺气的肃降作用，将脾气转输至肺的水液和水谷精微中的较稠厚部分，向内向下输送到其他脏腑以濡润之，并将脏腑代谢所产生的浊液（废水）下输至肾（或膀胱），成为尿液生成之源。肺以其气的宣发与肃降作用输布水液，故说"肺主行水"。又因为肺为华盖，在五脏六腑中位置最高，参与调节全身的水液代谢，故清·汪昂《医方集解》称"肺为水之上源"。外邪袭肺，肺失宣发，可致水液向上向外输布失常，出现无汗、全身水肿等症。内伤及肺，肺失肃降，可致水液不能下输其他脏腑，浊液不能下行至肾或膀胱，出现咳逆上气，小便不利，或水肿。肺气行水功能失常，导致脾转输到肺的水液不能正常布散，聚而为痰饮水湿；水饮蕴积肺中，阻塞气道，则影响气体交换，一般都有咳喘痰多的表现，甚则不能平卧。病情进一步发展，可致全身水肿，并能影响他脏的功能。临床上对水液输布失常的痰饮、水肿等病证，可用"宣肺利水"和"降气利水"的方法进行治疗。由于水液输布障碍主要是因外邪侵袭而致肺气的宣发作用失常，故临床上多用宣肺利水法来治疗，即《黄帝内经》所谓"开鬼门"之法，古人喻之为"提壶揭盖"，清·徐大椿《医学源流论》则称之为"开上源以利下流"。

（3）**肺主治节** 治节，即治理调节。肺主治节是指肺辅助心脏治理调节全身气、血、津液及脏腑生理功能的作用。心为君主之官，为五脏六腑之大主。肺为相傅之官而主治节。"肺与心皆居膈上，位高近君，犹之宰辅"。心为君主，肺为辅相。人体各脏腑组织之所以依照一定的规律活动，有赖于肺协助心来治理和调节。故曰："肺主气，气调则营卫脏腑无所不治"（《类经·脏象类》），因此称肺为"相傅之官"。

肺主治节的生理作用主要表现在四个方面：一是治理调节呼吸运动。肺气的宣发与肃降作用协调，使肺的呼吸运动有节律地一呼一吸，呼浊吸清，维持通畅均匀的呼吸，使体内外气体得以正常交换。二是调理全身气机。通过呼吸运动，调节一身之气的升降出入，保持全身气机调畅。所谓"肺主气，气调则营卫脏腑无所不治"（《类经·脏象类》）。三是治理调节血液的运行，即助心行血。"诸气者皆属于肺"通过肺朝百脉和气的升降出入运动，辅佐心脏，推动和调节血液的运行，气行则血亦行。四是治理调节津液代谢。通过肺气的宣发与肃降，治理和调节全身水液的输布与排泄。由此可见，肺主治节，是对肺的主要生理功能的高度概括。

（4）**肺朝百脉** 是指全身的血液都通过百脉流经于肺，经肺的呼吸，进行体内外清浊之气的交换，然后再通过肺气宣降作用，将富有清气的血液通过百脉输送到全身。全身的血脉均统属于心，心气是血液循环运行的基本动力。而血液的运行，又赖于肺气的推动和调节，即肺气具有助心行血的作用。肺通过呼吸运动，调节全身气机，从而促进血液运行。故《素问·平人气象论》说："人一呼脉再动，一吸脉亦再动。"《难经·一难》说："人一呼脉行三寸，一吸脉行三寸。"同时，肺吸入的自然界清气与脾胃运化而来的水谷之精所化的谷气相结合，生成宗气，而宗气有"贯心脉"以推动血液运行的作用。肺气充沛，宗气旺盛，气机调畅，则血运正常。若肺气虚弱或壅塞，不能助心行血，则可导致心血运行不畅，甚至血脉瘀滞，出现心悸胸闷，唇青舌紫等症；反之，心气虚衰或心阳不振，心血运行不畅，也能影响肺气的宣通，出现咳嗽、气喘等症。肺主治节，是指肺气具有治理调节肺之呼吸及全身之气、血、水的作用。《素问·灵兰秘典论》说："肺者，相傅之官，治节出焉。"

（5）肺主宣发肃降 宣谓宣发，即宣通和发散之意。"气统于肺，凡脏腑经络之气，皆肺气之所宣布也"（《四圣心源》）。肃谓肃降，清肃下降之意。肺禀清虚之体，性主于降，以清肃下降为顺。肺宜清而宣降，其体清虚，其用宣降。宣发与肃降为肺气机升降出入运动的具体表现形式。肺位居上，既宣且降又以下降为主，方为其常。肺气必须在清虚宣降的情况下才能保持其主气、司呼吸、助心行血、通调水道等正常的生理功能。因此，肺主宣发肃降是肺最为核心的生理功能。

① 肺主宣发：肺主宣发是指肺气向上升宣和向外布散的功能。其气机运动表现为升与出。其生理作用，主要体现在三个方面：其一，吸清呼浊。肺通过本身的气化作用，经肺的呼吸，吸入自然界的清气，呼出体内的浊气，司体内清浊的运化，排出肺和呼吸道的痰浊，以保持呼吸道的清洁，有利于肺之呼吸。故曰："肺者……吸之则满，呼之则虚……司清浊之运化"（《医宗必读·改正内景脏腑图》）。其二，输布津液精微。肺将脾所转输的津液和水谷精微，布散到全身，外达于皮毛，以温润、濡养五脏六腑、四肢百骸、肌腠皮毛。其三，宣发卫气。肺借宣发卫气，调节腠理之开阖，并将代谢后的津液化为汗液，由汗孔排出体外。如《灵枢·决气》说："上焦开发，宣五谷味，熏肤，充身，泽毛，若雾露之溉。"《灵枢·痈疽》说："上焦出气，以温分肉而养骨节，通腠理。"若因外感风寒而致肺失宣发，则致呼吸不畅，胸闷喘咳；卫气被郁遏，腠理闭塞，可致恶寒无汗；津液内停，可变为痰饮，阻塞气道，则

见呼吸困难，喘咳不得卧。

② 肺主肃降：肺主肃降是指肺气清肃、下降的功能，其气机运动形式为降与入。其生理作用，主要体现在四个方面：其一，吸入清气。肺通过呼吸运动吸入自然界的清气，肺之宣发以呼出体内浊气，肺之肃降以吸入自然界的清气，宜宣宜肃以完成吸清呼浊、吐故纳新的作用。其二，输布津液精微。肺将吸入的清气和由脾转输于肺的津液和水谷精微向下布散于全身，以供脏腑组织生理功能之需要。其三，通调水道。肺为水之上源，肺气肃降则能通调水道，使水液代谢产物下输膀胱。其四，清肃洁净。肺的形质"虚如蜂窠"，清轻肃净而不容异物。肺气肃降，则能肃清肺和呼吸道内的异物，以保持呼吸道的洁净。因此，肺气失于肃降，则可现呼吸短促、喘促、咳痰等肺气上逆之候。

肺气的宣发和肃降，是相反相成的矛盾运动。在生理情况下，相互依存和相互制约；在病理情况下，则又常常相互影响。所以，没有正常的宣发，就不能有很好的肃降；没有正常的肃降，也会影响正常的宣发。只有宣发和肃降正常，气才能出能入，气道畅通，呼吸调匀，保持人体内外气体之交换，使各个脏腑组织得到气、血、津液的营养灌溉，又免除水湿痰浊停留之患，才能使肺气不致耗散太过，从而始终保持清肃的正常状态。如果二者的功能失去协调，就会发生肺气失宣或肺失肃降的病变。前者以咳嗽为其特征，后者以喘促气逆为其特征。

2 肺的生理特性

（1）肺为华盖 "华盖"，原指古代帝王的车盖，《内经》喻为肺脏。《素问·病能论》说："肺为脏之盖也。"肺位于胸腔，覆盖五脏六腑之上，位置最高，因而有"华盖"之称。肺居高位，又能行水，故称之为"水之上源"。肺覆盖于五脏六腑之上，又能宣发卫气于体表，具有保护诸脏免受外邪侵袭的作用，故《素问·痿论》说："肺者，脏之长也"；《灵枢·九针论》说："肺者，五脏六腑之盖也。"由于肺位最高，与外界相通，故温邪外侵，首先被犯；肺又外合皮毛，风寒燥湿外袭，皮毛受邪，亦内合于肺。故肺为诸邪易侵之脏。

（2）肺为娇脏　肺为娇脏，是对肺的生理病理特征的概括。生理上，肺脏清虚而娇嫩，吸之则满，呼之则虚，为脏腑之华盖，百脉之所朝会；病理上，外感六淫之邪从皮毛或口鼻而入，常易犯肺而为病；其他脏腑病变，亦常累及于肺。简而言之，肺位最高，邪必先伤；肺为清虚之脏，清轻肃静，不容纤芥，不耐邪气之侵。故无论外感、内伤或其他脏腑病变，皆可病及于肺而发生咳嗽、气喘、咯血、失音、肺痨、肺痿等病症。若娇嫩之肺脏一旦被邪侵犯，治疗当以"治上焦如羽，非轻不举"为法则，用药以轻清、宣散为贵，过寒过热过润过燥之剂皆所不宜。

（3）肺主宣发与肃降　主宣发是指肺气具有向上升宣和向外周布散的作用；肺主肃降是指肺气具有向内向下清肃通降的作用。肺的宣发与肃降功能，是由肺气的升降运动来实现的，故称"肺气宣发"和"肺气肃降"。

3　肺系的系统联系

（1）在体合皮，其华在毛　皮毛，包括皮肤、汗腺、毫毛等组织，是一身之表。它们依赖于卫气和津液的温养和润泽，具有防御外邪，调节津液代谢、体温和辅助呼吸的作用。肺与皮毛相合，是指肺与皮毛的相互为用的关系。肺对皮毛的作用主要有二：①肺气宣发，宣散卫气于皮毛，发挥卫气的温分肉，充皮肤，肥腠理，司开阖及防御外邪侵袭的作用；②肺气宣发，输精于皮毛，即将津液和部分水谷之精向上向外布散于全身皮毛肌腠以滋养之，使之红润光泽。若肺精亏、肺气虚，既可致卫表不固而见自汗或易感冒，又可因皮毛失濡而见枯槁不泽。皮毛对肺的作用，也主要有二：①皮毛能宣散肺气，以调节呼吸。《内经》把汗孔称作"玄府"，又叫"气门"，是说汗孔不仅是排泄汗液之门户，而且也是随着肺的宣发和肃降进行体内外气体交换的部位。②皮毛受邪，可内合于肺。如寒邪客表，卫气被郁遏，可见恶寒发热、头身疼痛、无汗、脉紧等症，若伴有咳喘等症，则表示病邪已伤及肺脏。故治疗外感表证时，解表与宣肺常同时并用。

（2）**在窍为鼻**　鼻为呼吸之气出入的通道，与肺直接相连，所以称鼻为肺之窍。鼻为呼吸道之最上端，通过肺系（喉咙、气管等）与肺相联，具有主通气和主嗅觉的功能。鼻的通气和嗅觉功能，都必须依赖肺气的宣发作用。肺气宣畅，则鼻窍通利，呼吸平稳，嗅觉灵敏；肺失宣发，则鼻塞不通，呼吸不利，嗅觉亦差。故曰："鼻者，肺之官也"（《灵枢·五阅五使》）；"肺气通于鼻，肺和则鼻能知臭香矣"（《灵枢·脉度》）。临床上常把鼻的异常变化作为诊断肺病的依据之一，而治疗鼻塞流涕、嗅觉失常等病证，又多用辛散宣肺之法。

（3）**在志为忧（悲）**　关于肺之志，《内经》有二说：一说肺之志为悲；一说肺之志为忧。但在论及五志相胜时则说"悲胜怒。"悲和忧虽然略有不同，但其对人体生理活动的影响是大致相同的，因而忧和悲同属肺志。悲忧皆为人体正常的情绪变化或情感反映，由肺精、肺气所化生，是肺精、肺气生理功能的表现形式。过度悲哀或过度忧伤，则属不良的情志变化，对人体的影响主要是损伤肺精、肺气，或导致肺气的宣降运动失调。《素问·举痛论》说："悲则气消。"悲伤过度，可出现呼吸气短等肺气不足的现象。反之，肺精气虚衰或肺气宣降失调时，机体对外来非良性刺激的耐受能力下降，易于产生悲忧的情绪变化。

（4）**在液为涕**　即鼻涕，为鼻黏膜的分泌液，有润泽鼻窍的作用。鼻涕为肺精所化，由肺气的宣发作用布散于鼻窍，故《素问·宣明五气》说："五脏化液……肺为涕。"肺精、肺气的作用是否正常，亦能从涕的变化中得以反映。如肺精、肺气充足，则鼻涕润泽鼻窍而不外流。若寒邪袭肺，肺气失宣，肺之精津被寒邪所凝而不化，则鼻流清涕；肺热壅盛，则可见喘咳上气，流涕黄浊；若燥邪犯肺，则又可见鼻干而痛。

（5）**与秋气相通应**　五脏与自然界四时阴阳相通应，肺主秋。肺与秋同属于五行之金。时令至秋，暑去而凉生，草木皆凋。人体肺脏主清肃下行，为阳中之阴，同气相求，故与秋气相应。秋季之肃杀，是对夏气生长太过的削减；肺气之肃降，是对心火上炎太过的制约。肺与秋气相通，故肺金之气应秋而旺，肺的制约和收敛功能强盛。时至秋日，人体气血运行也随"秋收"之气而衰落，逐渐向"冬藏"过渡。故养生家强调，人气亦当顺应秋气而渐收。如《素问·四气调神大论》云："秋三月……使志安宁，以缓秋刑；收敛神气，使秋气平；无外其志，使肺气清。此秋气之应，养收之道也。"治疗肺病时，秋季不可过分发散肺气，而应顺其敛降之性。此外，秋季气候多清凉干燥，而肺为清虚之脏，喜润恶燥，故秋季易见肺燥之证，临床常见干咳无痰、口鼻干燥、皮肤干裂等症。

4 肺脏与其他脏腑的生理联系

（1）**肺与心** 心主血，肺主气。人体脏器组织机能活动的维持，有赖于气血循环来输送养料。血的正常运行虽然是心所主，但必须借助于肺气的推动，使积存于肺内的宗气灌注到心脉，才能畅达全身。

（2）**肺与肾** 肺主肃降，通调水道，使水液下归于肾。肾主水液，经肾阳的蒸化，使清中之清，上归于肺，依靠脾阳的运化，共同完成水液代谢的功能。肺、脾、肾三脏，任何一脏功能失调，均可引起水液潴留而发生水肿。肺主呼吸，肾主纳气，两脏有协同维持人身气机出入升降的功能。

（3）**肺与大肠** 经络相连互为表里。若肺气肃降，则大肠气机得以通畅，以发挥其传导功能。反之，若大肠保持其传导通畅，则肺气才能清肃下降。例如：肺气壅滞，失其肃降之功可能引起大肠传导阻滞，出现大便秘结。反之，大肠传导阻滞又可引起肺肃降失常，出现气短咳喘等。又如：在治疗上肺有实热，可泻大肠，使热从大肠下泄。反之，大肠阻滞，又可宣通肺气，以疏利大肠的气机。

（4）**肺与脾**　脾将水谷的精气上输于肺，与肺吸入的精气相结合，而成宗气(又称肺气)。肺气的强弱与脾的运化精微有关，故脾气旺则肺气充。由脾虚影响到肺时，可见食少、懒言、便溏、咳嗽等症。临床上常用"补脾益肺"的方法去治疗。又如患慢性咳嗽，出现痰多稀白，容易咳出，体倦食少等症，病证虽然在肺，而病本则在于脾，必须用"健脾燥湿化痰"的方法，才能收效。所谓"肺为贮痰之器，脾为生痰之源"，这些都体现了脾与肺的关系。

**肺的
病理变化**

1　肺的病理生理变化

（1）**肺气升降失常**　肺主宣发与肃降，寒邪外束皮毛，热邪壅遏肺中，均可使肺气失宣，营卫不调，而引起恶寒发热、自汗或汗不得出的病变。除此之外，肺气失宣或肺气失降，临床都有呼吸异常的表现，但临床表现有所不同。若是因外感引动内饮，阻塞气道，肺气失宣，多为胸闷气急或发为哮喘；若是因肝火上炎，耗伤肺阴，肺失肃降，多致喘咳气逆。肺气虚不能宣发谷气精微到各脏腑或宣发卫气输精于皮毛，则可引起皮毛枯槁憔悴，表虚自汗，容易感冒等病变。肺气失于肃降，气机上逆，则可引起胸闷、喘咳等病变。

（2）**肺失通调水道**　肺居上焦，如水之上源，有通调水液的作用。因水化于气，其本在肾，其标在肺，今肺病气不下降，失其通调水道、下输膀胱的功能，则可导致水液停留，而为痰、饮、水肿、小便不利等病变。《素问·经脉别论》说："肺气散精，上归于肺，通调水道，下输膀胱。"这就具体指出了人体水液输布，与肺的气化是分不开的。由于肺有这种功能，所以能把多余的水液下输膀胱，排出体外，若肺的这种功能失常，则影响膀胱之气化，而导致水液潴留发生病变。

（3）**肺失治节**　肺主治节是指肺辅助心脏治理调节全身气、血、津液及脏腑生理功能的作用。气对血有制节和调理作用，这种作用称为"气为血之帅"。如果气不能发挥为血之帅的作用，则可引起病变。若气虚不能摄血，则可导致失血、崩漏，气滞不能推动血之流行，则可导致疼痛、肿胀。

（4）肺燥津液耗伤　无论外感所致之凉燥、温燥，内伤之肺燥、大肠燥，莫不引起津液耗伤之病变，如鼻干、喉干、干咳喉痒、皮肤干燥、毛发焦枯、大便干结，甚而因津液为燥热耗伤，而病肺痿、燥咳，以及诸痿喘呕之病。《素问·宣明五气论》说："肺恶燥。"《素问·阴阳应象大论》说："燥胜则干。"

（5）肺阴亏损　肺阴失调，主要指肺的阴津亏损和阴虚火旺，从而使肺脏本身及相合之鼻窍、皮毛等组织器官失于滋润，出现虚热内生之病理状态。其形成，多由于燥热之邪灼肺，或痰火内郁伤肺，或五志过极化火灼肺，以及久咳耗伤肺阴等所致。其病理表现为肺燥失润，气机升降失司，阴虚则内热自生，甚则虚火灼伤肺络而出血。因而可出现一系列干燥失润及虚热见症，如干咳无痰，或痰少而黏，气短，潮热盗汗，咽干口燥，颧红，五心烦热，甚则痰中带血或咯血等症。若肺阴虚津亏，久延不复，则常可损及肾脏，而致肺肾阴虚。

（6）悲忧伤肺　忧和悲皆为肺之志，忧愁悲哀太过，则可引起肺的病变，而发生胸闷气短，皮毛枯槁等症状。这就是《素问·阴阳应象大论》指出的"忧伤肺"。反之，肺气不足，也可出现忧愁悲伤的情绪。如肺痿患者之多愁善感，百合病的神志恍惚，脏躁证的悲伤欲哭等病证，这些病变皆由肺燥伤所致。更有因悲哀过甚，而产生悲观情绪，出现萎靡不振的精神状态，《素问·举痛论》说："悲则气消。"

（7）肺病影响喉咙、鼻窍、大肠　鼻为肺窍，为呼吸的通道，外邪袭肺，肺气不宣，则引起鼻塞流涕，呼吸不利，不闻香臭，鼻翼煽动等症状。肺与喉咙一气相通，肺因邪气壅塞，导致声音嘶哑，称为金实不鸣，肺阴不足，发生声音嘶哑，称为金破不鸣。此外，肺有邪气，或阴虚火炎，还可引起喉咙肿痛，喉核胀大，喉部发红溃烂等症。肺与大肠相表里，肺病布散到大肠的津液减少，或肺经燥热之气为患，则可造成大便干结。而大肠热壅，也可影响肺气肃降，引起气逆喘咳之证。

2 肺脏病变的临床常见证候

（1）肺气虚证 指肺气虚弱，宣肃功能减退，以咳嗽气喘、自汗、易于感冒及气虚症状为主要表现的证。肺气亏虚，宣肃失职，气逆于上可见咳喘；津液不布，聚为痰浊，宗气生成减少见咯痰清稀、少气懒言、语声低怯。劳则气耗，见动则诸症加重。肺气虚损，见神疲体倦、面色淡白、舌淡苔白、脉弱。肺气亏虚，气不摄津可有自汗。气虚不能固表，可见恶风，易于感冒。

（2）肺阴虚证 指肺阴亏虚，虚热内生，肺失滋润，清肃失司，以干咳无痰、或痰少而黏及阴虚症状为主要表现的证。肺阴不足，肺失滋润，清肃失司，气逆于上；虚热内生，炼津为痰见干咳、痰少而黏。阴虚火旺，肺系失濡，火灼咽喉，可见声音嘶哑。火热灼伤肺络，可见痰中带血。肺阴亏虚，机体失濡，可见口干咽燥，形体消瘦。五心烦热、潮热盗汗、两颧潮红，舌红少津、脉细数均为阴虚内热之象。

（3）肺阳虚证 是阳气亏虚，肺失温煦，虚寒内生所表现的证候。肺主宣降，肺阳虚弱失于宣降见咳喘无力，胸闷气短。肺阳虚津液失布失摄，痰饮停肺则咯痰色白清稀量多如泡沫。水湿外溢肌肤，见面浮肢肿。阳气虚失于推动温煦，见乏力神疲，面色晦暗或㿠白，畏寒肢冷。舌淡紫胖嫩苔白滑，脉虚大或迟而无力为阳气虚弱，痰湿内停之象。

（4）寒痰阻肺证 指寒痰交阻于肺，肺失宣降，以咳嗽气喘、痰多色白及寒证症状为主要表现的证。又名寒饮停肺证、痰浊阻肺证。寒痰阻肺，宣降失司，肺气上逆可见咳嗽、气喘。肺失宣降，津聚为痰则痰多色白。痰气搏结，上涌气道可闻及喉中痰鸣。寒痰凝滞于肺，肺气不利可见胸闷。阴寒凝滞，阳郁不达，肌肤失于温煦则形寒肢冷。舌淡苔白腻或白滑、脉濡缓或滑为寒饮痰浊内盛之象。

（5）**肺热炽盛证** 指热邪壅肺，肺失清肃，以咳嗽、气喘及里实热症状为主要表现的证。又称热邪壅肺证。热邪壅肺，肺失清肃，气逆于上，则咳嗽、气喘。热灼肺络，肺气不利，可见胸痛、气息灼热。肺热上熏咽喉，气血壅滞则咽喉肿痛。邪热蒸腾可见发热。热盛伤津见口渴、大便秘结、小便短赤。舌红苔黄、脉数均为实热盛之象。

（6）**痰热壅肺证** 指痰热交结，壅滞于肺，肺失清肃，以咳喘、痰黄稠及痰热症状为主要表现的证。痰热壅肺，肺失清肃，痰热交结，气逆于上，则咳嗽、气喘息粗、痰黄稠量多。肺热蕴郁，胸中气机不利，可见胸闷胸痛。痰热壅滞肺络，火炽血败，肉腐成脓则咳吐脓血腥臭痰。里热蒸腾，阳盛则热而见壮热。口渴、大便秘结、小便短赤，舌红苔黄腻、脉滑数均为痰热内蕴、内热伤津之象。

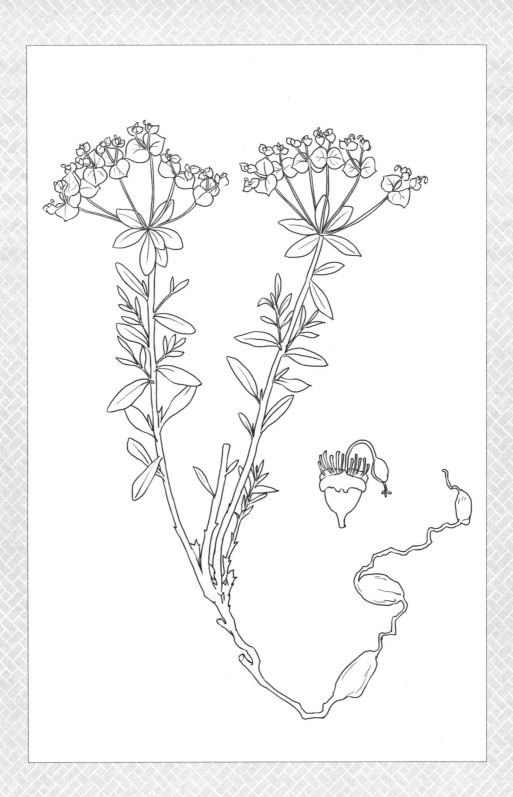

033

第三节　脾

**脾的
生理功能**

脾位于中焦，在膈之下，胃的左方。《素问·太阴阳明论》说："脾与胃以膜相连"。脾的生理功能是主运化，统摄血液。脾胃同居中焦，是人体对饮食物进行消化、吸收并输布其精微的主要脏器。人出生之后，生命活动的继续和精气血津液的化生和充实，均赖于脾胃运化的水谷精微，故称脾胃为"后天之本"。脾气的运动特点是主升举。脾为太阴湿土，又主运化水液，故喜燥恶湿。脾在体合肌肉而主四肢，在窍为口，其华在唇，在志为思，在液为涎。足太阴脾经与足阳明胃经相互属络于脾与胃，互为表里。脾在五行属土，为阴中之至阴，与长夏之气相通应，旺于四时。

1　生理功能

（1）**脾主运化**　脾主运化是指脾具有把饮食物化为水谷精微，并把水谷精微转输至全身的作用。运即运输，运送；化即变化，消化。脾主运化包括运化水谷和运化水液，这两个方面是同一过程的两个方面，是相互联系、同时进行不可分离的。我们通常说的"脾胃不好"，消化能力差，大多都是和脾的运化功能不好有关。

① 运化水谷：是指脾具有消化饮食物，吸收并转输精微的作用。脾为五脏之一，本身不直接与水谷接触，饮食物经口进入体内，通过胃的受纳腐熟，再下送小肠作进一步消化，但胃与小肠的消化功能必须依赖于脾的气化作用。水谷转化为水谷精微、并通过脾气的转输作用而布散全身，发挥滋养功能。其精微上输于心肺，可化生气血；下达于肾可充养先天之精，以促进人的生长发育与生殖功能。人出生之后，全身脏腑组织的功能皆赖气血津液的供养，而气血津液的化生与充实，则源于脾的运化，故称"脾为后天之本""气血生化之源"。在生理上，脾气健运，则精微化生充足，气血充盛，脏腑组织得以充养。

② 运化水液：是指脾气吸收输布津液，调节水液代谢的功能。脾在运化水谷转输精微的同时，也将其中液体化为津液，转输至肺，再经肺的宣发肃降输布全身，外润肌腠皮毛，内濡五脏六腑。正如《素问·经脉别论》所说："饮入于胃，游溢精气，上输于脾，脾气散精，上归于肺。通调水道，下输膀胱，水精四布，五经并行。"由于脾居中焦为水液升降输布的枢纽。脾气散精，将津液上输于肺，经肺的宣发肃降作用布敷周身；多余水液则转输至肺肾，经肺肾的气化作用，化为汗与尿，排出体外。通过脾的气化作用，一方面化生津液，转输全身，滋润脏腑组织；另一方面，枢转水液，升清降浊，防止水液停聚，从而维持水液代谢的平衡。所以如果运化功能很好的话，那么无论是在运化水谷还是运化水液方面都是健康且良性的。

(2) 脾主统血　脾主统血是指脾有统摄血液在脉中运行而不致溢出脉外的功能。统，有统摄、控制的意义。《难经·四十二难》提出"脾裹血"即指这一功能。脾主统血主要是指脾气对血的固摄作用，这一作用源于脾的运化功能，机制在于脾主运化、脾为气血生化之源，脾气健运，则机体气血充足，气对血液的固摄作用也正常。

(3) 脾主升清　脾主升清是指脾具有升输精微和升举内脏的作用。脾主升清是脾主运化功能的一部分，之所以单独提出是为了强调脾气的功能特点是以升为主、以升为健。升清，即是指水谷精微借脾气之上升而上输于心肺、头目，营养机体上部组织器官，并通过心肺的作用化生气血，以营养全身。此外，脾气的升举，还具有维系人体脏器位置的恒定，防止内脏下垂的作用。脾气健运，则能将水谷精微上输心肺，充养全身。

（4）脾主藏意 脾藏意是指人的意念思维活动与脾有关。如《灵枢·本神》说："脾藏营，营舍意"。"意"指人的意念记忆等思维功能，是向往和准备去实施的思维活动。《类经·藏象类》说："意，思忆也。谓一念之生，心有所向而未定者，曰意。"脾主运化，化生水谷精气，是产生记忆思维活动的物质基础。脾气健运，五脏精气充足，则意念记忆正常。

2　生理特性

（1）脾为阴中至阴 《灵枢·顺气一日分为四时》云："脾为牝脏"。以六经言，脾为太阴；以五脏言，则脾为阴中至阴。如张志聪曰："脾为阴脏，位居中焦，以太阴居阴，故谓阴中之至阴"（见《黄帝内经素问集注·金匮真言论》引王注）。《内经》又云："脾胃者，仓廪之本……此至阴之类通于土气（《素问·六节藏象论》）。这是根据五脏之中脾在人体的部位而言，脾为阴中至阴。

（2）脾具冲和之德 "冲和者，不燥不湿，不冷不热，乃能生化万物"（尤在泾《医学读书记》）。《内经》云："厚德清静，顺长以盈，至阴内实，物化充成"（《素问·五常政大论》）；又云："其气为充……其德为濡"（《素问·五运行大论》）。朱彦修说："脾具坤静之德，而有乾健之运"（周学海《读医随笔》转引），说明脾具冲和之德是脾的又一特性。

（3）脾主交通心肾 脾为土位，位居中央，交通上下，与心肾相交的生理常态有较密切的关系。如李用粹指出："五脏之精华，悉运乎脾，脾旺则心肾相交"（《证治汇补》），这里强调的是心肾相交的常态需要脾运化的水谷精微以滋养，心肾所需的生理物质充足，其相互沟通的生理状态即可维持下去。另一方面黄坤载指出："脾为阴阳水火之枢纽"，从而"火降而水不下寒，水升则火不上热"（《四圣心源》），全赖脾气为之运化；吴谦等也认为"脾阳苟不运，心肾必不交"（《医宗金鉴·名医方论》），这里强调的是脾作为气机升降的枢纽，只要脾气健运，就可以带动心肾之间的气机相互交通，从而达到心肾相交的状态。综上所述，可见脾对心肾相交的重要性。

（4）脾喜燥恶湿 脾为湿土，运化水液，脾气健运，运化水液功能发挥正常，水精四布，水湿无法停聚于体内，若脾气虚衰，则无法正常运化水液，痰饮水湿内生，进一步阻滞脾气，脾阳不振，称之为湿困脾；再者外受湿邪，侵袭人体，也容易阻滞脾气不得上升，因此内外湿邪都可困遏脾气，使脾失健运，水湿内生，故脾欲求干燥清爽的状态，称之为脾喜燥而恶湿。

3 脾系的系统联系

（1）在体合肌肉，主四肢 脾在体合肉，是指人体肌肉的丰满壮实与脾的运化功能密切相关。全身的肌肉依赖于脾胃运化的水谷精微的营养滋润，脾气健运，气血充足，则肌肉丰满，收缩自如。若脾失健运，气血亏虚，肌肉失养，则肌肉瘦削，倦怠无力。

四肢与躯干相对而言，又称"四末"。四肢的运动功能，同样依赖于脾胃运化的水谷精微。若脾气健运，四肢得养，则活动自如，轻劲有力；若脾失健运，气血不足，则四肢失养，见倦怠无力，甚或痿废不用。

（2）在窍为口，其华在唇 脾开窍于口，是指脾运化功能可通过食欲、口味反映出来。口主接纳食物，辨知五味。足太阴脾经连舌本，散舌下，舌主味觉，位于口中。所以，食欲和口味都可反映脾的运化功能。脾气健运，则食欲旺盛，口味正常；若脾失运，湿浊内生，则见食欲不振，口淡乏味或口腻口甜等。脾在华为唇，是指口唇的色泽可以反映脾气功能的盛衰。脾气健旺，气血充足，则唇红润泽；脾失健运，则气血衰少，唇淡无泽。

(3) 在志为思 脾在志为思，是指脾的生理功能与情志之思相关。思即思虑，属人体的正常情志活动。脾主运化，为气血生化之源，而气血是思虑活动的物质基础，故思为脾志。脾的功能与思虑常相互影响，脾失健运，气血不足，常见思维迟钝，或思虑不决。若思虑过度，或所思不遂，亦会影响脾气的运化，导致脾气郁结，而见纳呆不饥，脘腹胀闷，头目眩晕等症。

(4) 在液为涎 脾在液为涎，是指涎液的分泌与脾的功能关系密切。涎为口津，即口液中较清稀的部分，由脾气化生并转输布散。涎具有润泽口腔、利于吞咽、促进消化作用，故与脾主运化功能有关。脾气健运，则化涎充足，饮食得化；若脾胃不和，或脾气不摄，则常致涎液增多，甚则口角流涎等症。

(5) 在时为长夏 脾与四季之中的"长夏"（即阴历六月）相通应。"脾主长夏者"，以"六月湿盛，湿为土气也，湿者水火之中气"（黄坤载《四圣心源》），故万物借湿以为生长。长夏之季，气候炎热，雨水较多，天阳下迫，地气上腾，湿为热蒸，蕴酿化生，万物华实，恰合土生万物之象。脾主运化，化生气血，以奉生身，类于"土爰稼穑"之理，故脾与长夏同气相求而相通应。长夏之湿虽主生化，而湿之太过，反困脾阳，使脾气不展，运化失常。故至夏秋之交，脾弱者易为湿伤，诸多湿病由此而起。同时又有脾"不主时"。所谓脾"不主时"者，《内经》说："其应四时"（《素问·金匮真言论》），这是脾不主时的一种说法。"土旺中央，其气化湿"（张景岳《景岳全书》），"脾称湿土，土湿则滋生万物，脾润则长养脏腑"（唐容川《血证论》）。似此，中医认为，脾属土，居中央，其色黄，固属于以类比象，说明脾与自然界的外在联系，而"宫"为土音，"歌"为脾声，"香"为土气，可能仍从五行相配，连类及此。李东垣强调"脾无正行，于四季之末，各旺十八日，以生四脏"（《脾胃论》）。个人比较赞同姚荷生老先生的说法：言脾"不主时"，正说明四时与四脏皆有土气，说"脾主长夏"，又系指"长夏之时，湿土用事，正阴阳交媾之时，水火相争之候"（唐容川《伤寒论浅注补正》）。可见"土独主长夏"与"不主时"，同样是寓有五行相生之理。

4　脾脏与其他脏腑的生理联系

（1）脾与心的关系　经络学说认为，手少阴心经和足太阴脾经有密切联系，二者经络相贯，气血阴阳互通，如《灵枢·经脉》篇指出："足太阴之脉，起于大趾之端……上膈，挟咽，连舌本散舌下。其支者，复从胃别上膈，注心中。"脾与胃相表里，同属土，而胃之大络与心相通，正如《素问·平人气象论》指出："胃之大络，名曰虚里，贯膈络肺，出于左乳下，其动应衣，脉宗气也"，《灵枢·经别》篇也指出："足阳明之正……散之脾，上通于心。"可见，心与脾系统之间通过经络紧密相连，这决定了二者在病理上必然相互影响。根据中医藏象学说可知，心脾两脏阴阳相通，气血互济，关系十分密切，生理上主要体现为血液的生成和运行两方面。在血液生成方面，心主血，脾主运化，水谷精微源于脾的运化，但需在心气的气化作用和心阳的温化作用下才能化生血液，正如《灵枢·决气》篇指出："中焦受气，取汁，变化而赤，是谓血"，这里所谓的"变化"即是指心气的气化作用和心阳的温化作用，如心气心阳不足必致血液的化生障碍，此即"火生土"的含义之一。在血液的运行方面，心和脾相互配合，共同维持血液正常运行。心主血脉，心、血、脉三者构成相对独立的循环系统，血液的正常运行有赖心气充沛、心血充盈和脉道通利，其中心气充沛起主导作用，是血液运行的推动力，而脾统血，可统摄、控制血液在脉中运行而不溢出脉外，心气的推动和脾气的统摄是维持血液正常运行的重要因素，体现了心脾母子之脏阳气的互根互用关系，即心火之热以温脾，而助脾运化，脾阳脾气又可助心主血脉之功能。

（2）**脾与肝的关系**　肝脾两脏之间的生理联系主要体现在疏泄和运化相互为用以及血液运行两个方面。《内经》明确指出："土得木而达之"（《素问·宝命全形论》）；叶天士以"脾本畏木而喜风燥"，所谓"木疏土而脾滞以行"（《临证指南医案》）；周学海也说："脾……必借木气以疏之"（《读医随笔》）；故经云"土位之下，木气乘之"（《素问·六微旨大论》），这就告诉我们，肝主疏泄而调畅人体全身的气机，促进排泄胆汁，且肝气主升可协调脾胃的升降，这就推动了脾胃纳运水谷精微，同时肝所需的生理物质也得到了充足的滋养；需要强调的是木虽克土，但克以制用，从而共同维持人体生命活动的正常运行。另一方面，肝藏血，可调节血量，脾又主统血，因此两脏之间在血液运行上也有密切的联系。总之肝需要脾所运化的水谷精微以滋养，从而保证肝生理功能的正常发挥；肝疏泄有度也可促进脾消化水谷以及对精微物质吸收和转输，因此肝脾关系十分密切。

（3）**脾与肺的关系**　脾与肺的关系主要体现在气的生成和水液的正常代谢两个方面。在气的生成上，肺所吸入的自然界中的清气与脾所运化的谷气，在肺脏中交汇为宗气，可见肺所需的宗气需要脾所运化的水谷精微不断的滋养，而在水谷精微的运化转输上，肺脾共同协作运化水谷精微，进而生成生理物质，再将生理物质输送到人体全身。

（4）**脾与胃的关系**　脾胃在脏腑中处于重要的地位，脾与胃位于中焦，在结构上位置相邻，经脉上互相络属，表里相合，生理功能相互配合，纳运相协，《内经》称其为后天之本。也是我们要重点讨论的。

① 脾胃为"仓廪之官"：即是说脾能运化、转输水谷精气，化生气血，又有助于胃主受纳的功能正常。脾为脏属阴，胃为腑属阳，阴升阳降，脾宜升则健，胃以降为和，脾气升清则胃能降浊，有利于水谷的受纳和向下传化；胃气通降，水谷受纳，进而腐熟、消化，则脾能化生、转输水谷精微于全身各处。脾与胃虽分工不同，但在人体后天重要的生命活动"化生气血"中发挥着共同的"仓廪之官"的职能。

②脾胃共为"气机之枢":脾与胃在气机升降活动中相互为用,相反相成。脾主升清,胃主降浊,二者是相对而言的。脾主升清是脾气主升的一个方面,通过脾阳的振奋鼓动,将胃肠道消化吸收的水谷精微上输于心肺,在心肺的作用下化生气血,布散以营养全身。与之相对,胃主通降,指胃气将胃及小肠、大肠中的内容物向下推送,不仅体现在将经过初步消化产生的食糜下传小肠进行进一步消化,也包括下送小肠泌别清浊后的食物残渣至大肠和大肠形成的粪便排出体外。脾升是脾阳的鼓动,胃降是胃阴的作用,胃降有赖于脾升,脾升能助胃降。脾气升则诸清阳皆升,胃气降则诸浊阴皆降,脾胃健旺则升降相因协调。脾与胃二者共处人体中焦,共为气机升降之枢纽。

脾的病理变化

1 脾的病理生理改变

(1) 运化失常 运化失常是指因邪气扰动或脾自身运化功能失常的病变。前面我们介绍了脾的运化功能包括运化水谷和运化水液。只有当脾气健运时,脏腑精气才能得以充盈。但若脾失其健运,水谷不化,气血不足,则见腹胀便溏、食少纳呆等饮食不消化症状,或见倦怠乏力、面黄肌瘦等气血不足之症。并且若脾失健运,化生障碍,也会导致津液不足,肌体失润;转输功能失常,则水液停聚,而致水湿痰饮,甚至水肿,故《素问·至真要大论》说:"诸湿肿满,皆属于脾"。脾运化水谷和运化水液,是相互联系、同时进行的。其功能的正常与否,可通过饮食状况、气血盛衰,以及水液代谢反映出来。若脾气健运,则食欲旺盛,气血充足,水液代谢正常,人体强健。若脾失健运,运化无力,气血亏虚,则纳食减少,体倦乏力,形体消瘦;或津液生成转输障碍,而致痰饮、水肿,小便不利等病症。

(2) 统血失常 统血失常是指脾无法统摄血液正常运行的病变。"血为气之母，气为血之帅"，可见脾主统血主要是指脾气对血的固摄作用，而这一作用还源于脾的运化功能，其机制在于脾主运化、脾为气血生化之源，脾气健运，则机体气血充足，气对血液的固摄作用也正常。若脾气虚弱，气生无源，固摄力弱，血失所统而导致出血，称为脾不统血。由于脾气主升，外合肌肉，所以脾不统血，常见人体下部和肌肉皮下出血，如便血、尿血、崩漏及肌衄等。

（3）升降失常 升降失常主要是指脾升举功能的障碍或衰退的病理表现。我们需要知道的是脾主升清同样是脾主运化功能的一部分。因为其可以很好地概括脾气的功能特点是以升为主、以升为健。所以若此时出现脾失健运，升输无力，则致水谷精微不能上输，心肺头目失养，则见心悸气短，头晕目眩等症；清气不升，阻滞于中，或气流于下，则见脘腹胀满，食少纳呆，或泄泻便溏等症。即如《素问·阴阳应象大论》所说："清气在下，则生飧泄。"脾主升清与胃主降浊是相对而言的，二者相互为用，相反相成。"脾宜升则健，胃宜降则和"（《临证指南医案·脾胃门》）。脾胃升降协调，纳运相合，共同完成饮食物的消化和水谷精微的吸收、转输，维持人体正常的生命活动。此外，若脾气虚弱，升举无力，常可导致内脏下垂，如胃下垂、肾下垂、子宫脱垂，或久泄脱肛等，此称为中气下陷，或脾气下陷。从中医方剂学的角度，我们可以使用补中益气汤来健脾升陷。

（4）诸多因素可伤及脾脏

① 七情以思伤脾最为重：《素问·阴阳应象大论》说："怒伤肝""喜伤心""思伤脾"，"忧伤肺""恐伤肾"。《三因极一病证方论·五劳证治》说："五劳者，皆用意施为，过伤五脏，使五神（即神、魂、魄、意、志）不宁而为病，故曰五劳。以其尽力谋虑则肝劳，曲运神机则心劳，意外致思则脾劳，预事而忧则肺劳，矜持志节则肾劳。是皆不量禀赋，临事过差，遂伤五脏。"所以说情志伤是直接伤及内脏，且不同的情志刺激所伤的脏器也有所不同。而我们这里讨论的思伤脾，是指思虑过度，脾失

健运，气机郁结。《医述·卷七》说："思则气结，结于心而伤于脾也。"《医学衷中参西录·资生汤》说："心为神明之府，有时心有隐曲，思想不得自遂，则心神怫郁，心血亦遂不能濡润脾土，以成过思伤脾之病。"

② 六淫以湿邪伤脾最为重：脾喜燥恶湿。故湿"始虽外受，终归脾胃"（《医门棒喝》）；"外感肌躯之湿，亦渐次入于脏腑"（华云岫《临证指南医案》批语），这里就指出了湿邪一般从脾系之表而传入脾系之里即脾脏。然而《证治准绳》中表述更为直接："饮食之湿，伤于脾胃"，可见湿邪又可以直接侵犯脾系之里脾脏。湿又为阴邪，其性凝滞，阴邪则可以伤阳，如"湿伤脾胃之阳者，十常八九"（《温病条辨》）；湿性重着凝滞，也容易让人身体困重，疲乏无力，四肢酸楚沉重，足太阴脾经走表，故湿邪一般侵犯肌腠，但湿邪其性缠绵，故一般病程较长，也容易反复发作，若治理失当，湿邪容易循经传里侵犯脾脏，引起脾脏的疾病。

③ 饮食不当则伤脾：《素问·痹论》说："饮食自倍，肠胃乃伤"，如果在日常生活中有饮食不当的行为，既能伤于六腑，又会同时给五脏带来伤害。同时《难经》中有云："饮食劳倦则伤脾"（《难经·四十九难》）。后人分"饮食则伤胃，劳倦则伤脾"（《脾胃论》），再有"饱则脾困，饥则脾馁"（《温热经纬》）。即是说，饥伤为虚，饱伤为虚中夹实，伤饥伤饱，皆能为病。

2 脾脏疾病的常见证候

（1）脾气虚 又称脾气不足、脾胃虚弱。多因饮食失调，劳累过度，以及忧思、久病损伤脾气所致。症见纳少、腹胀，食后尤甚，大便溏薄，肢体倦怠，少气懒言，面色萎黄，形体消瘦，浮肿等。这些表现体现两方面的病理变化，一为脾脏运化功能的减弱，脾失健运，精微不布，水湿内停，故纳气腹胀，便溏；脾虚失运，水湿泛滥，故肢体浮肿。二为气血生化不足，脾主四肢肌肉，脾气不足，肢体失养，故肢体倦怠；气血亏虚，中气不足，故精神不振，少气懒言，形体消瘦，面色萎黄。不同年龄，脾气虚证临床表现也有所不同。婴幼儿脾气虚，多表现为消化不良，呕吐，肚腹胀大，身体消瘦，面色萎黄；年老体弱或大病久病者，多表现为身体沉重，四肢无力，倦怠嗜卧，或消瘦乏力，语声低微，面色萎黄。《素问·方盛衰论》："脾气虚则梦饮食不足，得其时则梦筑垣盖屋。"《诸病源候论·五脏六腑病诸候》："脾气不足，则四肢不用，后泄，食不化，呕逆，腹胀肠鸣，是为脾气之虚也。"

(2) 脾虚气陷证　指脾气虚弱，升举无力而反下陷，以眩晕、泄泻、脘腹重坠、内脏下垂及气虚症状为主要表现的证，又名中气下陷证。脾气主升，能升发清阳，举托内脏。脾气虚衰，升举无力，内脏失于举托，故脘腹重坠作胀，食后更甚。中气下陷，故便意频数，肛门重坠，或久泄不止，甚或脱肛，或子宫下垂。脾主散精，精微不能正常输布，清浊不分，反注膀胱，故小便浑浊如米泔。清阳不升，头目失养，故头晕目眩。脾气虚弱，健运失职，故食少，便溏；化源亏乏，机能活动衰退，故见气短乏力，倦怠懒言，面白无华，舌淡白，脉缓弱。

(3) 脾阳虚证　指胃阳不足，胃失温养，以胃脘冷痛及阳虚症状为主要表现的证。胃阳不足，虚寒内生，寒凝气机则见胃脘冷痛，绵绵不已；喜温喜按，食后缓解是因为暂得温养、气机暂时疏通；阳虚内寒，津液未伤则见口淡不渴；倦怠乏力，畏寒肢冷为阳虚失于推动温煦；舌淡胖嫩脉沉迟无力为阳虚之象。

(4) 脾不统血证　指脾气虚弱，统血失常，血溢脉外，以各种出血及脾气虚症状为主要表现的证。又名气不摄血证。脾气亏虚，统血无权可见各种慢性出血性疾病。溢出胃肠，则呕、便血；溢出膀胱，则尿血；溢出肌肤，则见肌衄；溢出鼻、齿龈，则为鼻衄、齿衄；冲任不固，月经过多，或崩漏。脾气虚弱，运化失健，气虚推动乏力则食少便溏，神疲乏力，气短懒言。脾气亏虚，气血生化不足，加之反复出血，营血愈亏，面、舌、脉失于充养见面色萎黄，舌淡苔白，脉细弱。

（5）**湿热蕴脾证**　指湿热内蕴，脾失健运，以腹胀、纳呆、便溏及湿热症状为主要表现的证。多是由外感湿热之邪或过食肥甘厚味日久化热生湿所致。湿热蕴结脾胃，熏蒸肝胆，肝失疏泄，胆汁不循常道而泛溢肌肤，则见面目发黄，黄色鲜明；湿热蕴脾上蒸于口，会引起口苦口黏、渴不多饮等；湿热下注大肠，肠道气机不畅，导致便溏不爽；湿热下注膀胱，而小便短黄；因脾主肌肉，湿热困脾，留滞肌肉，阻碍经络气机运行，导致四肢身体困重；因湿邪阻遏，郁热难以散发，会身热不扬，汗出热不解；湿热泛溢肌肤，则皮肤瘙痒；热蕴结脾胃，气机阻滞，升降失常，导致脘腹胀闷、纳呆、恶心欲呕等。

（6）**寒湿困脾证**　指寒湿内盛，困阻脾阳，运化失职，以脘腹痞闷、纳呆、便溏、身重与寒湿症状为主要表现的证。过食生冷，寒湿内侵，脾阳受困，运化失司，故腹部胀闷疼痛，纳呆；胃失和降则泛恶欲吐；寒湿为阴邪，阴不耗津，故口淡不渴；湿注肠中，则便溏；脾主肌肉，湿性重着，故头身困重；湿阻气滞，气血运行不畅，不能外荣肌肤，故面色不荣；脾为寒湿所困，阳气不宣，胆汁外溢，故面目肌肤发黄，黄色晦暗如烟熏；寒湿阻遏阳气，不能温化水湿，泛溢肌表，故肢体浮肿；膀胱气化不利，则小便短少；寒湿内盛则舌淡胖苔白腻或白滑，脉象濡缓。

第四节　　肝

**肝的
生理功能**

　　肝为人体重要脏器之一，位于膈下，腹腔之右上方，右胁之内，主藏血与疏泄。早在《黄帝内经》中，对肝脏的生理功能和病理特性就有了较为系统的论述。肝为刚脏，主升主动，体阴而用阳。《素问·六节藏象论》中云："肝者，罢极之本，魂之居也。其华在爪，其充在筋，以生血气。"肝与形体官窍的关系表现在：肝在体合筋，其华在爪，在志为怒，在神为魂，在窍为目，在液为泪。

　　此外，肝在天为风，在地为木，在五方为东，在五季为春，在五化为生，在色为苍，在味为酸，在音为角，在声为呼，在变动为握。根据肝的生理功能及病理特点，又将肝称为"血海""血库""血室""刚脏""将军之官""罢极之本""五脏之贼"。肝与胆二者解剖位置邻近，足厥阴肝经与足少阳胆经互为络属，生理上相互联系，病理上相互影响，故肝胆互为表里。至于肝的阴阳属性，根据其生理特点及所居位置，在《黄帝内经》中有诸多说法：《灵枢·顺气一日分为四时》称其为"牡脏"；《素问·金匮真言论》认为其属于"阴中之阳"；《灵枢·九针十二原》和《灵枢·阴阳系日月》言其属于"阴中之少阳"；《素问·六节藏象论》认为属于"阳中之少阳"。

1 生理功能

(1) 肝主疏泄 疏,《说文解字》释为"通",即疏导、开通之义。泄,有发泄、发散之义。肝主疏泄,是指肝具有疏通、调畅人体全身气机的作用,使人体之气通而不滞、散而不郁。肝主疏泄通过调节全身气机派生六个方面的生理效应:促进血液运行;促进津液输布及排泄;促进胆汁的分泌与排泄;协调脾胃升降;调畅情志活动;调控男子排精、女子排卵与行经。

肝主疏泄的理论渊源,最早可追溯到《礼记·月令》之"孟春之月……其器疏以达……盛德在木"。"其器疏以达",意为所用器物上镂刻的花纹粗疏而通达,这是古人应用阴阳五行观念规范天地万物思想的体现,蕴涵着春木舒畅、条达的思想。而"疏泄"一词,最早见于《素问·五常政大论》:"发生之纪,是谓启陈。土疏泄,苍气达,阳和布化,阴气乃随,生气淳化,万物以荣。"描述了春天大地回暖,土地解冻,万物复苏,树木枝叶条达的自然气候变化现象。此处"土疏泄"主要指木气条达,土得木制化而疏通,与《素问·藏气法时论》之"土得木而达"是同一意思。

明确提出"肝主疏泄"概念的是元·朱震亨(丹溪),他在《格致余论·阳有余阴不足论》以"相火说"来表征人的欲求冲动,其中云:"主闭藏者肾也,司疏泄者肝也,二脏皆有相火,而其系上属于心。心,君火也,为物所感则易动。心动则相火亦动,动则精自走,相火翕然而起,虽不交会,亦暗流而疏泄矣。"丹溪所言疏泄之义,既指肝脏对精液的疏泄功能,又喻相火妄动精液遗泄之病机。其弟子戴思恭(元礼)《推求师意·梦遗》对此作了更深入的阐述:"肾为阴,主藏精;肝为阳,主疏泄。阴器乃泄精之窍,故肾之阴虚则精不藏,肝之阳强则气不固。"此时"肝主疏泄"的生理意义也还只是局限于对男子排精与生殖机能的调控作用。

此后,明清医家在实践中对"肝主疏泄"的理论做了进一步的发展与完善。明·缪希雍在《神农本草经疏·五脏苦欲补泻论》中指出："扶苏条达，木之象也，升发开展，魂之用也"，更加明确了肝疏泄之功与条达之性。晚清时期，唐容川对"肝主疏泄"的理论做了进一步的阐发，在《医经精义·五脏所生》中指出："肝属木，能疏泄水谷。脾土得肝木之疏泄，则饮食化……不能疏泄水谷，渗泻中满之证，在所不免。"阐述了肝之疏泄功能对脾胃消化的促进作用。在《血证论·脏腑病机》中又云："肝主藏血……其所以能藏之故，则以肝属木，木气冲和条达，不致遏郁，则血脉得畅。"对肝主疏泄与血液运行之间的关系进行了阐释，扩大了肝主疏泄生理作用的范畴。叶天士、王泰林、费伯雄等医家也在临床辨证论治的过程中对这一理论有所阐发，随着各科临证经验的不断总结，逐渐发展并形成了一套较为完整的概念。以"疏泄"概括肝的这一生理功能，是对《内经》理论的发展和补充，至今对中医临床诊治有重要的指导价值。

肝主疏泄，主全身气机的升降出入，可派生出以下六个方面的生理效应。

① 疏通气血：通畅气机是肝主疏泄最基本的生理作用。肝疏泄功能正常，则气机调畅，气血和调，经络通利，脏腑器官的生理活动就能保持协调。若肝疏泄功能失常，往往表现为两种情况：一是疏泄不及，气机郁滞，称为"肝气郁结"，表现为情志抑郁，胸胁、两乳、少腹等部位胀痛不舒，脘腹痞满等症。二是肝郁化火，升泄太过，表现为一派气火上逆之象，称为"肝气上逆"或"肝火上炎"，症见头胀头痛、面红目赤、胁肋胀满、烦躁易怒等；也可横逆犯脾胃，而见嗳气、呕吐、腹痛腹泻等症。血的运行无不受气的影响，气为血之帅，气行则血行，气滞则血瘀。肝疏泄功能失常，气机失调，对血行的影响可表现在两个方面：一是肝失疏泄，气机郁滞，血行不畅，甚则成瘀，可表现为胸胁、乳房、少腹等部位胀满疼痛，还可表现为妇女月经不调或痛经，或形成癥积肿块等。二是肝气郁结，郁久化火，或暴怒不节，肝气暴升，升泄太

过，导致血液妄行，溢出脉外，发生诸衄、吐血、下血、女子月经先期或崩冲漏下等证，又可因血随气逆，郁闭清窍，发生暴厥之证，即《素问·生气通天论》所说"阳气者，大怒则形气绝，而血菀于上，使人薄厥。"

② 促进津液的输布与代谢：气机调畅，津液布行。津液的输布代谢与肺、脾、肾和三焦气化功能密切相关，然气的正常运行是维持津液运行和排泄的基础，故肝的疏泄作用对津液的输布也至关重要，如清·尤在泾《金匮要略心典·水气病脉证并治》："肝喜冲逆而主疏泄，水液随之而上下也。"肝之疏泄既可调畅肺脾肾三脏气机，使气化有权，津液通达全身，又可通利三焦，疏通水道，使津液运行无阻；同时肝经绕阴器，肝气调达，可疏利尿窍，以助膀胱之开合，从而维持水液代谢的相对平衡。若肝失疏泄，三焦气机不利，气滞水停，水液潴留，可酿聚成痰或发为水肿，证见乳癖、梅核气、瘰疬、瘿瘤、臌胀等。也可因肝失疏泄，导致尿窍失于疏启而水停膀胱，则见小腹胀满，发为癃闭之证。也可因肝之疏泄太过，发为遗溺之证。

③ 协调脾胃升降平衡：脾的升清和胃的降浊之间的平衡协调是脾胃运化功能正常的保证。《素问·宝命全形论》："土得木而达。"脾胃气机的正常升降有赖于肝的疏泄以调节，肝主疏泄能够促进脾气上升，脾气升则健运，水谷精微得以上归心肺；又能协助胃气下降，使水谷之浊气依次下达小肠、大肠。肝的疏泄功能对促进脾胃消化功能有极其重要的作用。若肝失疏泄，影响到脾之升清，可表现为胁肋胀痛、脘腹胀满、肠鸣、腹泻等，称为"肝脾不和"；若影响到胃之和降，症见嗳气、食欲不振、脘痞腹胀，或攻窜作痛、吞酸嘈杂或呕吐等，称为"肝胃不和"。清代李冠仙在《知医必辨·论肝气》中对肝气乘脾(胃)的病理作了较为详细的论述，曰"肝气一动，即乘脾土，作痛作胀，甚则作泻；又或上犯胃土，气逆作呕，两胁痛胀。"因此，肝气条达舒畅，则胃纳脾运，水谷消化吸收、转输布散的功能才能得以正常发挥。

④ 促进胆汁的排泄：胆附于肝之短叶间，内贮胆汁。胆汁为肝之余气所化，胆汁注入小肠有助于饮食物的消化，而胆汁藏泄也依赖于肝疏泄功能的调节。肝气疏泄，促进胆汁疏泄有度，有助于水谷消化吸收。所以肝疏泄功能正常与否，直接关系到胆汁的分泌，进而影响到脾胃的消化功能。如肝疏泄功能失常，气机不利，胆汁不能正常分泌排泄而泛溢，可见口苦、黄疸；不能下助小肠消化，则见厌食、腹胀等。

⑤ 调畅情志：中医学认为人的精神情志活动，除了由心主宰外，与肝也有密切联系。这是因为人体各种情志活动的产生以气血为重要的物质基础。气机调畅、气血和平是维持人的精神情志活动正常的基本条件。肝主疏泄，调畅气机，可使血行畅通，对保持心情开朗舒畅起着重要作用。所以肝疏泄功能失常，多有情志异常的表现。《素问·灵兰秘典论》称肝为"将军之官，谋虑出焉。"明确指出肝对情志活动的调节作用。如肝失疏泄，肝气郁结，常表现为情志抑郁，多疑善虑，胸闷，喜叹息等；如气郁化火，肝升泄太过，常表现为性情急躁易怒，情绪易于激动。故《灵枢·本神》说："肝气虚则恐，实则怒。"反之，外界因素导致的情志异常，尤其是大怒或情绪过度压抑等，也常常使肝疏泄功能失常，引起肝的病变。许多医家治疗情志病着重从调肝入手，肝在志为怒，适度的情志发泄，有助健康。

⑥ 调节男子排精、女子排卵与行经：肝主疏泄气机，促进男女生殖之精正常施泄，调节女子冲任二脉气血运行以维持月经的正常，从而调控人体的生殖功能。精的闭藏在于肾，而男子精液溢泻则由肝疏泄功能控制与调节。肝疏泄条达，经络疏通，则精窍启闭有常，精液藏泄适度。故《格致余论·阳有余阴不足》说："主闭藏者肾也，司疏泄者肝也。"若肝失疏泄，气机郁结，经脉不舒，精关失启，则表现为精出量少或不射；若肝郁日久化热，相火妄动，疏泄太过，又可发生遗精、早泄，其机理多关系到肝肾两脏，其中与肝之疏泄失常关系尤为密切。

女子月经与冲任二脉的充盛通利有关。人体气血通过冲任二脉注入胞中，使女子发生月经并能孕育胎儿。所谓"任脉通，太冲脉盛，月事以时下，故有子。"足厥阴肝经与冲任二脉互为沟通。肝主藏血，血液充盈则冲脉盛满；肝主疏泄，肝气条达则任脉通利，从而经事正常而胎孕有期。若肝血亏虚或肝失疏泄，皆可导致冲任充盈不足或失于通利，表现为月经失调。临床治疗女子月经不调，多以疏肝为第一要法，故前人有"女子以肝为先天"之说。

(2) 肝主藏血 肝主藏血的生理作用可概括为肝具有贮藏血液、调节血量及防止出血三个方面。肝贮藏血液，以濡养肝之本体以及筋、爪、目等；又可化生与濡养肝气，维持肝气疏畅条达；肝血为女子经血之源，同时又是人体精神活动的物质基础。肝为血之府库，对人体外周血液的流通起重要调节作用。此外，肝还具有重要的凝血功能，防止血液逸出脉外。

"肝藏血"一说始于《内经》，《灵枢·本神》曰："肝藏血，血舍魂，肝气虚则恐，实则怒。"明确阐述了肝与血的生理与病理性关系。《素问·五脏生成篇》曰："故人卧则血归于肝……肝受血而能视，足受血而能步，掌受血而能握，指受血而能摄。"已认识到肝中所藏血液具有养魂、柔筋、充目、华爪，维持人体视觉、运动、精神情志的作用。王冰注释为："肝藏血，心行之，人动则血运于诸经，人静则血归于肝。"阐明了肝对循环血量的调节作用。

肝主藏血的生理功能主要表现在：贮藏血液、调节血量、防止出血三个方面。

① 贮藏血液："肝藏血"的初始含义，从《素问·五脏生成篇》等篇文意可以看出其本意即是指肝内贮有一定量的血液，故肝有"血库""血室""血海"等称。

肝贮藏血液的作用可体现在两个方面：一是肝脏本身能储备大量血液，以供机体各部活动所需。肝藏血，上则濡目，外则养筋，其华在爪。肝所贮存的血液为女子经血之源，对于女性规律的月经及生殖功能具有重要的调节作用。二是肝中所藏血液能够营养肝脏本身，保持肝体柔和，制约肝之阳气，使其不致升动太过。肝主藏血与主疏泄两大功能相辅相成，共同维持肝系统的正常生理活动。如果肝的藏血功能减退，一方面可形成肝贮存血量不足，而致肝血虚，机体各部分得不到足够的血液营养；另一方面不能制约肝的阳气升动，而导致肝阳上亢、肝火上炎、肝风内动等病理变化。

此外，肝也参与了血液的化生过程。不仅脾胃所运化的后天水谷之精布散于肝，而肾所藏的先天之精也归聚于肝以为生血之用。

② 调节血量：肝脏通过自身本体的结构贮藏血液，以此为基础，具有调节全身循环血量的功能。人体的血液是"流行不止，环周不休"（《素问·举痛论》）的。藏于肝脏的血液要运行到全身各个部位，以供机体各组织的生理需要。其一，借助心主行血的功能，在机体运动、兴奋、应激状态下，外周血量需求增加，将贮藏于肝脏的血液在肝阳之气的温煦、推动下分布全身，以供给机体需要，即王冰所谓"肝藏血，心行之，人动则血运于诸经"；当机体安静睡眠状态或气候相对寒冷时，外周需血量相对减少，"人静则血归于肝"。血液在肝阴之气的敛聚、抑制下归藏于肝。其二，可通过对冲、任二脉及人体十二经脉气血的调控而发挥其贮存及调节全身血流的作用。

肝对循环血量的调节，是以肝贮藏血液的功能为前提，但又与肝主疏泄的功能密切相关。只有血液贮备充足，才能在机体需要时提供足够的血液以有效地调节血量。血液由肝脏向外周输布又赖肝的疏泄功能调节，只有疏泄有度，气机调畅，血液才能正常出入，使之"归于肝脏"或"运于诸经。"可见，肝调节血流量的功能，必须在肝藏血与主疏泄功能协同作用下才能得以实现。

③ 防止出血："肝藏血"之"藏"字还有约束、固摄、收摄之义，所以"肝藏血"包含肝具有收摄血液的作用，体现在维持血脉的完整性，以防止血液逸出脉外。肝藏血以防止出血与肝气疏泄和固摄功能的协调

作用密切相关，是肝主疏泄功能维持血液正常运行的结果。反之，如果肝的疏泄功能失常，气机郁滞或气火上逆，则可导致血液运行逆乱；或肝气虚弱，气不摄血，而致血不循常道而逸出脉外。肝的功能失常可导致各种出血，这在古籍中已有大量记载。如《素问·生气通天论》说："大怒则形气绝，而血菀于上，使人薄厥。"《素问·举痛论》云："怒则气逆，甚则呕血。"《杂病源流犀烛·面部病源流》："面青血胀而出血，肝气虚，不能藏血也。"《丹溪心法·头眩》说："吐衄、崩漏，肝家不能收摄荣气，故使诸血失道妄行。此血虚眩运也。"因此，肝藏血对血液固摄作用的生理效应，是通过对临床肝不藏血相关病理现象的反向推理总结出来的。肝防止出血的机制主要与肝之精气血阴阳的充盛，阴阳协调，肝气冲和条达，尤其与肝阴之气的凉润收摄敛纳凝聚正常关系密切。故肝之阴阳失调，气虚收摄无力；或阴虚不能涵敛肝阳而阳亢；或阴虚内热、阴虚火旺；或大怒而肝气上逆、肝阳上亢；或肝火炽盛等均可致肝不藏血而出血。临床则辨证选用补肝气以摄血；滋阴潜阳、育阴清热、滋阴降火、疏肝柔肝、疏肝调气、疏肝降火、平肝降气、镇肝潜阳、清泻肝火兼止血之法，方复肝藏血之能。故"调血者求之于肝！"

2 肝的生理特性

（1）肝为罢极之本 肝为罢极之本，是指肝主疏泄而藏血，在神为魂，在体合筋，开窍于目，与人体意识活动、感觉运动功能和耐受疲劳的生理状态密切相关。"肝者，罢极之本，魂之居也"。语出《素问·六节藏象论》，是对肝藏象生理特性和生理功能的高度概括。罢极的含义是指对机体疲劳的耐受。肝主藏血，又主疏泄，对于维持人体气血正常运行具有重要作用。肝之气血调和、体阴用阳、藏泄互用的和谐状态为机体耐受形体疲劳、神劳与视觉疲劳的根本保障。肝主疏泄，调畅全身气机，使脏腑经络之气的运行通畅无阻，升降出入运动协调平衡，从而维持了全身脏腑、经络、形体、官窍等功能活动的有序进行。但是，肝的疏泄功能失常，可致其他脏腑经络的功能失调，故称肝为"五脏之贼"。因此，其他脏腑的疾病也可常见疲劳症状。

（2）**肝体阴而用阳** 体即指肝之本体，用指肝的功能活动。"体阴"指肝位腹部，相对为阴；从五行来看，肝属木，其母为水，其子为火，肝木介于水火之间；从阴阳来看，肝经为厥阴，肝脏为少阳，故五脏之中肝为体用阴阳合一之脏，古人称其为阴尽阳生之脏。且肝为藏血器官，血属阴，赖肝之精气的收摄、肝阴之气的敛聚，方使肝体得充，肝阳之气得养，故其体为阴。"用阳"指肝阳之气疏泄畅通气机的功能与肝性条达，主动主升的特性，故其功用为阳。由此，肝之阴血得和煦之气以温养，既不凝结，又不外逸，畅行脉中而无阻滞。"体阴而用阳"主要体现了肝藏血与主疏泄二者协调互济又相互制约的关系。一者血为阴，气属阳（肝主疏泄的核心是调畅气机）；二者体现两功能之间犹如阴阳对立互根之关系。肝得所藏之血的濡养而疏泄正常，肝阳不亢。反之，疏泄气机，能促进人体各脏将富余之血归藏于肝。并将肝藏之于血海中的血及时地根据人体生理之所需予以重新分配，因此说"肝藏血是肝主疏泄调畅气机功能在血液运行方面的体现"。所以肝藏血（体阴）与肝主疏泄，气机调畅（用阳）两者相互制约、互相促进，共同维持肝气主升、主动特性及其功能活动。另一方面，肝之病理常为肝气有余，易化火生风，表现为眩晕、面赤、易怒、肢麻、抽搐诸症，亦属阳之范畴。肝体阴而用阳概括了肝生理、病理的主要特征。生理情况下，肝藏血，体得阴柔而用能阳刚；肝疏泄，用能阳刚则体得阴柔。病理情况下肝阴、肝血常为不足，肝阳肝气常为有余。肝体阴柔对维持正常肝用，防止其刚暴太过有重要作用。故医者当知"肝为刚脏，非柔润不和"，以顾护肝之阴血为临证大要。总之，肝之精气阴阳充盛协调，体用方可正常；体用相合，方可性随而曲直、气柔、用动。

（3）**肝主升主动** 升发为肝的生理特性之一。肝在五行属木，通于春气。《素问·四气调神大论》说："春三月，此谓发陈，天地俱生，万物以荣。"春气内应于肝，肝气升发能启迪诸脏，诸脏之气生升有由，化育既施，则气血冲和，五脏安定而生机不息。此外，肝主升发尚有升举阳气，调畅气机的作用。人体生命活动的正常进行有赖气机升降出入运动的推动和激发。《素问·六微旨大论》曰："故非出入，则无以生长壮老已，非升降，则无以生长化收藏。"气的升降出入运动在脏腑、经络等组织器官的生理活动中得到具体体现。肝对气机的影响主要表现为升举、宣通作用。肝升肺降，气的升降出入运动才能协调平衡，脏腑经络之气始能调畅而不病。肝内寄相火，其性刚烈。肝气易郁、易逆，肝阳易亢，易化火生风。《素问·灵兰秘典论》以"将军之官"形容其勇猛顽强，性急好动的特点。如果各种原因导致肝气血失调，则肝之刚柔就会失济，表现出肝气上逆、肝阳亢奋、化火生风的证候。

　　肝"主动"，语出《临证指南医案·肝风》，本篇曰："肝为风木之脏，因有相火内寄，体阴而用阳，其性刚，主动主升。"肝主动的特性乃是古人根据天人相应之理，以取象比类之法，将自然界空气流动所产生的风，以及风的吹拂而致物体摇动、飘动现象，以肝主筋支配肢体运动的生理为基础，经过类比思维而形成的理论，所以肝主动的理论是以肝藏血主筋为其思维背景。动有生理和病理之分。生理之动指肢体的运动、活动。肝血充足，筋膜柔韧，屈伸自如。可见肢体的运动与肝主筋功能密切相关，肝主筋的生理作用是肝主动理论发生的基础。病理之"动"，有"动之太过"和"动之不足"两方面。所谓"动之太过"是指在病理状态下，病人的肢体、筋肉出现了非生理性的不应有的"动"，如突然昏倒、四肢抽搐(或瘈疭)、肢体震颤抖动、筋惕肉𥆧；或肌肤麻木、瘙痒、症状游走不定、蚁行感、头晕、目眩等。中医理论运用自然界空气流动所产生的风加以类比，将其皆以"风""风动"概之。这些"风动"之症皆与肝主动理论有关，故《素问·至真要大论》曰"诸风掉眩皆属于肝。"所谓"动之不足"即指肢体瘫痪、萎废之疾，此类病证也多与肝主筋有关。临床上根据肢体运动、关节屈伸状况，可以诊察肝脏功能的正常与否。

（4）肝喜条达而恶抑郁 肝喜条达，是根据肝在五行属木，而"木曰曲直"的特性，归纳推演出肝具有喜舒展、宣畅，主升、主动、主散的特性。肝主疏泄，功善升发阳气，宣散郁滞。肝的调畅气机、通利气血、促进脾胃升降等生理作用，无不由乎肝木条达的本性。肝喜条达舒畅，各种原因所致气机不畅或痰血阻滞皆可阻遏肝气，使之不舒，故凡抑郁皆与肝性悖逆而为其所恶。无论外感、内伤，皆可累及于肝致肝气怫郁，疏泄失常而为病。可见，肝气抑郁，失于条达，轻者气机阻滞，重者变生他证，故曰"肝喜条达而恶抑郁。"

3 肝系的系统联系

（1）肝藏魂 《灵枢·本神》云："随神往来者谓之魂。"魂乃神之变，属神志活动范畴。肝藏魂的含义有二，一是指伴随心神活动而做出反应的意识、思维活动；二是指梦幻活动，《类经·藏象类》："魂之为言，如梦寐恍惚，变幻游行之境，皆是也。"魂由肝血化生和涵养，肝主疏泄及藏血，气机调畅，藏血充足，魂随神往，魂有所舍而不妄行游离，维持正常神志及睡眠。如果肝血不足，血不养魂，而见失眠多梦、梦魇梦呓、梦游或幻觉等症。肝火亢盛，魂不守舍，则出现狂乱、烦躁、夜寐不安等症。

（2）肝在志为怒 怒是人体在情绪激动时的一种情志变化。"怒则气上"指怒可使气血上逆，阳气升泄，而肝主疏泄，阳气升发，为肝之用，是故有"肝在志为怒"的说法。一般来说，当怒则怒，怒而有节，一定限度内的正常发泄不仅对人体无害，反而有利于肝气的疏导和调畅。若怒而无制，大怒或郁怒不解则易于伤肝，造成肝气疏泄失调，前者可致肝气升发太过、疏泄过亢；后者可致肝失疏泄、肝气郁结。怒以肝之气血为生理基础，故肝之气血失调常可引起怒的情志改变。《素问·调经论》说："血有余则怒。"《灵枢·本神》说："肝气虚则恐，实则怒。"当肝气过亢，或肝阴不足、肝阳偏亢时，常可表现出易于激动，情绪失控，易于发怒。肝血不足，则易于产生郁怒之变。《杂病源流犀烛》指出："惟平肝可以治怒"，临床上郁怒以疏肝之法，大怒以平肝之法。

（3）肝在体合筋，其华在爪　筋，即筋膜，包括肌腱、韧带等组织结构。筋膜附于骨而聚于关节，是联结关节、肌肉，专司运动的组织。肝主筋，是说全身筋膜的弛张收缩活动与肝有关。筋依赖肝血和肝气的濡养。肝血充足，筋得其养，运动灵活而有力，《素问·阴阳应象大论》称为"肝生筋"。若肝血亏虚，筋脉失养，则运动能力减退。老年人动作迟缓不便，容易疲劳，正是由于肝血、肝气衰少而不能养筋之故。爪，包括指甲和趾甲。中医学认为，爪甲是筋延续到体外的部分，故又称"爪为筋之余"。肝血的盛衰，常反映于爪甲。肝的阴血充足，筋膜得养，则爪甲坚韧，光泽红润，富有华色。若肝血不足，爪甲失其滋养，则爪甲苍白，软薄，或枯而色夭，容易变形，脆裂。在临床上即可根据爪甲色泽的荣枯等变化，来推论肝的气血盛衰。而爪甲的病变，也多从肝脏辨证论治。

（4）肝开窍于目，在液为泪　肝经上联目系，目的视力主要依赖于肝血的滋养。故《素问》指出："肝受血而能视。"由于肝与目有极为密切的关系，所以肝的生理功能和病理变化常常可以从眼目中反映出来。在临床实践中，很多目疾常从肝治疗。肝血不足则视物昏花，或夜盲；肝阴亏耗，则双目干涩，视力减退；肝火上炎，可见目赤肿痛；肝阳上亢，可见目眩；肝风内动，可见目睛斜视和目睛上吊；肝胆湿热，可出现巩膜黄染等。泪从目出，由肝精、肝血经肝气疏泄于目而化生，有濡润眼球、保护眼睛的功能。正常情况下，泪液分泌适量，既能濡润眼球，又不至外溢。但当异物入眼时，泪液即可大量分泌，起到排除异物和清洁眼球的作用。极度悲哀时，泪液也可大量分泌。肝脏功能失调可导致泪流的分泌、排泄异常。如肝血不足，可见两目干涩；肝经风热或肝经湿热，则见目眵增多、迎风流泪等。

（5）肝应春　春季，阳气始生，生机萌发，万物欣欣向荣，属阴中之阳的少阳。人体之肝气升发，疏泄，喜条达而恶抑郁，故与春气相通应。肝气随春而盛，升发而畅达。时至春日，人体气血亦随"春生"之气而生生不息，故养生家主张春三月"夜卧早起，广步于庭"(《素问·四气调神大论》)，保持心情开朗舒畅，力戒暴怒忧郁等，以顺应春气的升发和肝气的畅达之性。春季肝气应时而旺，若素体肝气偏旺、肝阳偏亢或脾胃虚弱之人在春季易于发病，可见眩晕，烦躁易怒，中风昏厥，或情志抑郁，或胁肋胀痛，胃脘痞闷，嗳气泛恶，腹痛腹泻等。

肝的病理变化

1 病理生理改变

根据其生理特性，肝脏的病理生理改变主要起于肝气郁结，气郁日久，则化火生热；热盛伤阴，则肝阴被劫；肝主藏血，肝阴耗伤日久，肝血必定不足。因此方朝晖教授认为肝气郁结为肝脏病变的核心。其主要是指肝疏泄功能的失常，气机郁滞不畅的病理表现。肝职司疏泄，以调达为顺，大凡肝病初起，多由精神刺激，情志抑郁所致，亦可由久病不愈，他脏及肝而成。其证候特点主要表现为精神抑郁、胸胁满闷、善太息、饮食迟钝、胁肋或少腹胀痛不舒，甚至还可见咽中如有异物梗阻，其症状多随情绪变化而减轻或加重。

2 肝脏疾病的常见证候

脏腑生理功能的紊乱是导致五脏的阴阳、气血失调，脏腑发生病变的病理基础。于肝之病，则主要表现为疏泄功能的失调、肝血濡养功能的减退及肝的阴阳制约关系的失调。肝病证候的虚证多为阴、血亏虚；实证多为气郁、火逆、阳亢、化风，以及寒、湿、热之邪内犯所致，其中肝阳上亢、肝阳化风为本虚标实之证。

(1) 肝血虚证 肝血虚证是指肝血不足，所系组织器官失养所表现的证候，如爪甲不荣，视物模糊或夜盲，或见肢体麻木，关节拘急不利，手足震颤，肌肉眴动，或见妇女月经量少、色淡，甚则闭经。具有血虚证的一般见症，如头晕目眩，面白无华，血色淡白，舌淡脉细等。

（2）**肝阴虚证**　肝阴虚证是指肝之阴液亏损，阴不制阳，虚热内扰所表现的证候。以头目、筋脉、肝络失于滋润的见症及阴虚证为辨证要点。如头晕眼花，两目干涩，视力减退，或见手足蠕动，或胁肋隐痛等。并见阴虚内热的共同征象，如五心烦热，潮热盗汗，颧红，口咽干燥，舌红少津，脉弦细数等。肝阴虚证与肝血虚证同是肝病虚证，均以头目、筋脉、肝系失养为主症，但前者伴阴虚证的虚热见症，后者伴血虚证的"淡白"色特征，应予鉴别。

（3）**肝郁气滞证**　肝郁气滞证是指肝的疏泄功能异常，疏泄不及而致气机郁滞所表现的证候。又称肝气郁结证，简称肝郁证。具有肝失疏泄，气机郁结的见症，如胸胁或少腹胀满窜痛，善太息，情志抑郁，或妇女见乳房胀痛，痛经，病情变化与情志有关，脉弦等。并可见气郁痰凝或气滞血瘀的表现，如梅核气、瘿瘤、瘰疬，或胁下癥块。妇女可见乳房作胀疼痛，痛经，月经不调，甚则经闭，舌苔薄白，脉弦或涩。病情轻重与情志变化关系密切。

（4）**肝火炽盛证**　肝火炽盛证是指肝经火盛，气血上逆，而表现以火热炽盛于上为特征的证候。又称肝火上炎证、肝胆火盛证、肝经实火证，简称肝火证。肝(胆)经火热炽盛，故见头晕胀痛，痛势若劈，面红目赤，急躁易怒，耳鸣如潮，甚则耳聋，不寐或噩梦纷纭，或胁肋灼痛，口苦等。并有一般实热征象，如口干、便秘、尿黄，或吐血衄血，舌红苔黄，脉弦数等。以肝经循行部位表现的实火炽盛症状为辨证要点。肝火炽盛证与肝阴虚证均见肝经的症状及热象，但有实热与虚热的本质差异。

（5）**肝阳上亢证**　肝阳上亢证是指肝阳亢扰于上，肝肾阴虚于下所表现的上实下虚证候。肝阳亢扰于上，则见眩晕耳鸣，头目胀痛，面红目赤，急躁易怒，失眠多梦等。肝肾阴亏于下则有腰膝酸软，头重脚轻，舌红少津，脉弦或弦细数等症。肝阳上亢证与肝火炽盛证均以阳热亢盛于上的症状为主，但前者伴肝肾阴亏于下的表现，病程较长；后者伴实火炽盛的里实热证，病程较短。

（6）**肝风内动证**　肝风内动证是对内生之风的病机、病状的概括，是指患者出现眩晕欲仆、抽搐震颤等具有"动摇"特点为主的一类证候。一般有肝阳化风、热极生风、阴虚生风和血虚生风等四种证候。

① 肝阳化风证：是指肝阳亢逆无制所导致的一类动风证候。具有肝阳亢逆化风的见症，如眩晕欲仆，头摇，头痛，肢体震颤，项强，语言謇涩等。甚则见突然晕倒，不省人事，口眼㖞斜，半身不遂，舌强不语，喉中痰鸣等卒中风的表现。并有肝肾阴亏的见症，如手足麻木，步履不稳，舌红，脉弦细等。以在肝阳上亢证的基础上，而又突见动风之象，甚或突然晕倒，半身不遂为辨证要点。

② 热极生风证：是指邪热炽盛，伤津耗液，筋脉失养所表现的动风证候。在卫气营血辨证中，归属血分证。具有热邪燔灼肝经而动风的表现，如手足抽搐，颈项强直，两目上视，角弓反张，牙关紧闭等。并有热邪亢盛，扰乱心神的表现，如高热烦躁，躁扰如狂，神昏，舌红绛，苔黄燥，脉弦数等。以高热兼动风之象为辨证要点。

③ 阴虚动风证：是指阴液亏虚，筋脉失养所表现的动风证候。参见肝阴虚证。以动风兼阴虚证为辨证要点。临床常见手足颤动，眩晕耳鸣，潮热，颧红，口燥舌干，形体消瘦，舌红少津，脉细数。

④ 血虚生风证：是指血液亏虚，筋脉失养所表现的动风证候。以动风兼血虚证为辨证要点。临床表现为手足震颤，肌肉瞤动，肢体麻木，眩晕耳鸣，面白无华，爪甲不荣，舌质淡白，脉细弱。

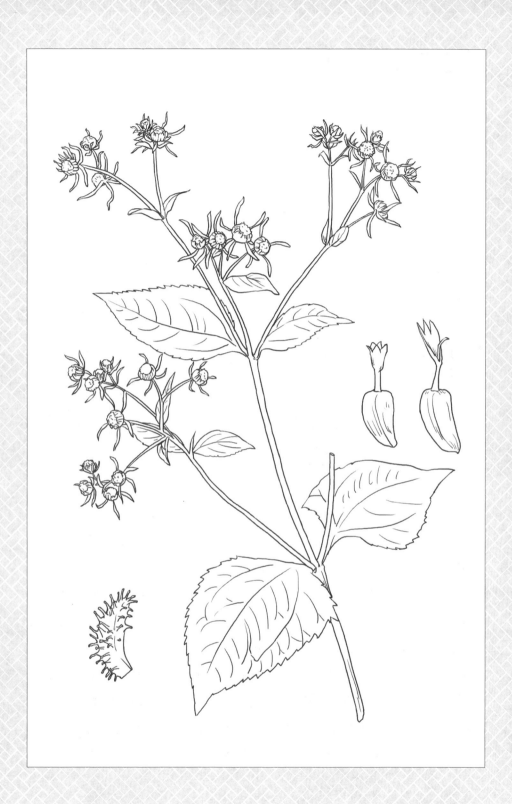

第五节　肾

**肾的
生理功能**

　　肾位于腰部，左右各一，所以《黄帝内经》说"腰为肾之府"，是人体重要的脏器之一。肾藏精，精能化气、生血；肾又为人体真阴、真阳之根本，所以肾与精、气、血、阴、阳等重要生命物质都有密切关系。由于肾精禀受于父母，来源于先天，是构成人体及养育新的生命体的原始物质，所以中医学认为肾为人体的"先天之本"。

1　生理功能

　　(1) 主藏精　肾藏精指肾具有贮存、封藏精气的作用，包括"先天之精"和"后天之精"。

　　① 主生长发育和生殖：精是构成人体的基本物质，也是人体各种机能运动的物质基础，这包括先天之精和后天之精。先天之精禀受于父母，后天之精来源于饮食，由脾胃化生两者贮藏于肾，称为"肾精"。"肾精"是人体生长发育的生殖功能的物质基础，影响到人体各个脏腑。肾的精气盛衰，关系到生殖和生长发育的能力。人从幼年开始，肾的精气逐渐充盛，就有齿更发长等变化；发育到青春时期，肾的精气充盛，产生了一种"天癸"的物质，于是男子就产生精子，女子就开始按期来月经，

性机能逐渐成熟，而有生殖的能力；待到老年，肾的精气渐衰，性机能和生殖能力随之减退至消失，形体也就逐渐衰老。故《素问·上古天真论》云："岐伯曰：女子七岁，肾气盛，齿更发长；二七而天癸至，任脉通，太冲脉盛，月事以时下，故有子；三七，肾气平均，故真牙生而长极；四七，筋骨坚，发长极，身体盛壮；五七，阳明脉衰，面始焦，发始堕；六七，三阳脉衰于上，面皆焦，发始白；七七，任脉虚，太冲脉衰少，天癸竭，地道不通，故形坏而无子也。丈夫八岁，肾气实，发长齿更；二八，肾气盛，天癸至，精气溢泻，阴阳和，故能有子；三八，肾气平均，筋骨劲强，故真牙生而长极；四八，筋骨隆盛，肌肉满壮；五八，肾气衰，发堕齿槁；六八，阳气衰竭于上，面焦，发鬓斑白；七八，肝气衰，筋不能动，天癸竭，精少，肾脏衰，形体皆极；八八，则齿发去。肾者主水，受五脏六腑之精而藏之，故五脏盛，乃能泻。今五脏皆衰，筋骨解堕，天癸尽矣。故发鬓白，身体重，行步不正，而无子耳。"这充分地反映了肾的精气在主持人体生长，发育和生殖功能方面的作用。

天癸系肾精及肾气充盈到一定程度产生的。于是男子排精，女子按期排卵，月经来潮，具备生殖能力。天癸的至与竭取决于肾主闭藏的生理功能。人的生、长、壮、老、已也与肾的精气强弱相关。另外，齿、骨、发的生长情况可以作为肾中精气的标志。

② 主脏腑气化：指肾气及其所含的肾阴、肾阳主司脏腑气化过程。脏腑气化，指脏腑之气的升降出入运动推动和调控各脏腑形体官窍的机能，进而推动和调控机体精气血津液新陈代谢的过程。

肾气由肾精所化，是一身之气分布于肾的部分。肾气含有肾阴，肾阳。肾阴具有凉润、宁静、抑制等作用，肾阳具有温煦、推动、兴奋等作用。肾阴与肾阳对立统一，相反相成，平衡协调，则肾气冲和。

肾阳为一身阳气之本，"五脏之阳气，非此不能发"，能推动和激发脏腑的各种机能，温煦全身脏腑形体官窍。肾阳充盛，脏腑形体官窍得以温煦，各种机能旺盛，精神振奋。若肾阳虚衰，推动、温煦等作用减退，则脏腑机能减退，精神不振，发为虚寒性病证。

肾阴为一身阴气之本，"五脏之阴气，非此不能滋"，能宁静和抑制脏腑的各种机能，凉润全身脏腑形体官窍。肾阴充足，脏腑形体官窍得以凉润，其机能健旺而又不至于过亢，精神内守。若肾阴不足，抑制、宁静、凉润等作用减退，则致脏腑机能虚性亢奋，精神虚性躁动，发为虚热性病证。

肾精又称为元精或真精。肾气，与元气、真气概念大致相同，故为脏腑之气中最重要者，称为脏腑之气的根本。肾阴，又称为元阴、真阴；肾阳又称为元阳、真阳。"真""元"等，本是道家或儒家术语，中医学借用之，是对先天禀赋的表述。肾因藏先天之精而备受重视，故将肾精、肾气及其分化的肾阴、肾阳称为机体生命活动的根本，肾阴肾阳又称为"五脏阴阳之本"。生理上，肾之精、气、阴、阳与他脏之精、气、阴、阳之间，存在着相互资助和相互为用的动态关系。病理上，两者也相互影响。各脏之精、气、阴、阳不足，最终必然会累及到肾，故有"久病及肾"之说。

③ 主生髓化血：主骨生髓，通于脑。肾主藏精，而能生髓，髓居于骨中，骨赖髓以充养。所以《素问·宣明五气篇》说："肾主骨"，《阴阳应象大论》说："肾生骨髓"。肾精充足，则骨髓的生化有源，骨骼得到髓的充足滋养而坚固有力。髓有骨髓和脊髓之分，脊髓上通于脑，所以《灵枢·海论》说："脑为髓之海"。脑的功能是主持精神思维活动，故又称："元神之府"。而根据中医的肾藏精，精血互生，肾主骨，精生髓的理论，在临床上应用中医补肾的药物，加速骨质的生长和愈合，治疗各种骨髓疾病和再生障碍性贫血等均有满意的效果。

血液的生成，除来源于脾胃化生的水谷精微之外，还与肾精有关。肾精与血液之间存在着相互资生和相互转化的关系。故肾精充足，则血液化生充盛；肾精亏虚，则血液化生不足。临床上对肾精亏虚所致的血虚证，必须采用补肾填精的方法治疗才能收效。

如果肾精虚少，骨髓的化源不足，不能营养骨骼，便会出现骨骼脆弱无力，甚至发育不良。所以小儿囟门迟闭，骨软无力，常是由于肾精不足骨髓空虚所致。因脑髓又赖于肾精的不断化生，如肾精亏虚者，除出现腰酸腿软等症外，还会出现头晕、失眠、思维迟钝等症状。

④ 主抵御外邪：肾精具有保卫机体、抵御外邪的作用，而使人免于疾病。正如《冯氏锦囊秘录》说："足于精者，百病不生，穷于精者，万邪蜂起"，精充则生命力强，卫外固密，适应力强，邪不易侵。反之，精亏则生命力弱，卫外不固，适应力弱，邪侵而病。

（2）肾主水 肾主水，指肾气具有主司和调节全身津液代谢的机能。《素问·逆调论》说："肾者水脏，主津液。"津液的输布和排泄是一个十分复杂的生理过程，肾气的作用主要体现在以下两方面。

① 肾气对参与津液代谢脏腑的促进作用：水饮入胃，在胃主腐熟、小肠主液、大肠主津的作用下，经脾气运化，津液或上输于肺，或"灌四傍"，从而发挥其滋养濡润作用。经脏腑形体官窍代谢后所产生的浊液，或通过肺气宣发化为汗液排泄；或通过肺气肃降输送至膀胱化为尿液排泄。可见，机体津液的输布与排泄，是在肺、脾、肾、胃、大肠、小肠、三焦、膀胱等脏腑的共同参与下完成的，各脏腑机能的正常发挥有赖于肾气、肾阴和肾阳的资助与调控。换言之，肾气、肾阴及肾阳通过对各脏腑之气及其阴阳的资助和调控，主司和调节着机体津液代谢的各个环节。

② 肾气的生尿和排尿作用：尿液的生成和排泄是津液代谢的一个重要环节。津液代谢过程中，各脏腑形体官窍代谢后产生的浊液，以及胃肠道中的部分津液，通过三焦水道下输于膀胱，在肾气的蒸化作用下，其清者经脾达肺，重新参与津液代谢；浊者留而为尿。尿液的排泄，主要是膀胱的生理机能，但依赖于肾阴抑制与肾阳推动作用的平衡，肾气蒸化与固摄作用的协调。肾阳虚衰，激发和推动作用减弱，可致津液不化而见尿少水肿；肾阴不足，相火偏亢，抑制作用减退，可见虚火内炎

的尿频而数。肾气虚衰而失其固摄，则见尿失禁。《素问·水热穴论》说："肾者，胃之关也，关门不利，故聚水而从其类也，上下溢于皮肤，故为浮肿。浮肿者，聚水而生病也。"

(3) 肾主纳气　纳，有接受、藏入之义。肾主纳气，是指肾能够受纳肺所吸入的清气，以协助肺司呼吸的功能。

人体的呼吸运动，是肺脏所主管的，而肺吸入的自然界之清气，又必须下达于肾，由肾为之受纳，这样呼吸运动才能通畅、调匀，并保持一定的深度，从而满足各脏腑组织对清气的需求。所以，肺司呼吸是肾主纳气的前提条件，而肾主纳气则是肺司呼吸的根本条件，正常呼吸运动正是由肺、肾两脏功能互相配合协调而共同完成的。肾主纳气的功能，是依靠肾气的固摄作用来进行的。只有肾气充沛，摄纳正常，才能使肺的呼吸均匀、气道通畅。如果肾气虚弱，纳气功能减退，吸入之气不能归藏于肾，就会出现呼多吸少、气短、动则气喘等肾不纳气的病理变化。

2　生理特性

(1) 主蛰守位　肾主蛰即肾主封藏。封藏，亦曰闭藏，固密储藏，封固闭藏之谓。肾主封藏是指肾贮藏五脏六腑之精的作用。封藏是肾的重要生理特性。肾为先天之本，生命之根，藏真阴而寓元阳，为水火之脏。肾藏精，精宜藏而不宜泄；肾主命火，命火宜潜不宜露，故曰："肾者主蛰，封藏之本，精之处也"（《素问·六节藏象论》）。人之生身源于肾，生长发育基于肾，生命活动赖于肾。肾是人体阴精之所聚，肾精充则化源足。肾又是生命活动之本原，肾火旺则生命力强，精充火旺，阴阳相济，则生化无穷，机体强健。肾为封藏之本，是对肾脏生理功能的高度概括，体现了肾脏各种生理功能的共同特点。如精藏于肾，气纳于肾，以及月经的应时而下，胎儿的孕育，二便的正常排泄等，均为肾封藏之职的功能所及。肾精不可泻，肾火不可伐，犹如木之根、水之源，木根不可断，水源不可竭，灌其根枝叶茂，澄其源流自清。因此，肾脏只宜闭藏而不宜耗泻。肾主闭藏的生理特性体现在藏精、纳气、主水、固胎等各方面。基于这一生理特性，前人提出了"肾无实不可泻"的学术观点，故治肾多言其补，不论其泻，或以补为泻。但是，肾病并非绝对不可泻，确有实邪亦当用泻。然而，肾脏具有主蛰伏闭藏的特性，故其病虚多实少，纵然有实邪存在，也是本虚标实，所以治肾还是以多补少泻为宜。肾主闭藏的理论对养生具有重要指导意义，养生学非常强调收心神、节情欲、调七情、省操劳以保养阴精，使肾精充盈固秘而延年益寿。

肾守卫是指肾中相火（肾阳）涵于肾中，潜藏不露，以发挥其温煦、推动等作用。相火与君火相对而言：君火，即心之阳气，心之生理之火，又称心火；相对于心火，其他脏腑之火皆称为相火，生理状态下是各脏腑的阳气，又称"少火"，病理状态下是各脏腑的亢盛之火，又称"壮火"。相火以其所在脏腑的不同而有不同的称谓：肝之相火称为"雷火"，肾之相火称为"龙火"。君火与相火的关系是："君火以明，相火以位"（《素问·天元纪大论》）。即君火在心，主发神明，以明著为要；相火在肝肾，禀命行令，以潜藏守位为要，即所谓"龙潜海底，雷寄泽中"（肝之相火寓于肝阴中，肾之相火藏于肾阴中）。心神清明，机体的生命活动有序稳定，相火自然潜藏守位以发挥其温煦、推动功能；肾阴充足，涵养相火，相火则潜藏于肾中而不上僭。

(2) 肾气上升　肾位于人体之下部，其气当升。肾气中含有肾阴、肾阳两部分。肾阳鼓动肾阴，化为肾气以上升，与位于人体上部的心气交感互济，维持人体上下的协调。若肾阴不足，不能上济心阴以制约心火，可致心火偏亢；若肾阳虚衰，无力鼓动肾阴上济心阴以制心火，也可致心火偏亢，临床常见心烦、不寐等症。前者当补肾阴，后者则应补肾阳。

(3) 肾为水火之宅，脏腑阴阳之本　肾为五脏六腑之本，为水火之宅，寓真阴（即命门之水）而涵真阳（命门之火），五脏六腑之阴，非肾阴不能滋助；五脏六腑之阳，非肾阳不能温养。肾阴充则全身诸脏之阴亦充，肾阳旺则全身诸脏之阳亦旺盛。所以说，肾阴为全身诸阴之本，肾阳为全身诸阳之根。在病理情况下，由于某些原因，肾阴和肾阳的动态平衡遭到破坏而又不能自行恢复时，即能形成肾阴虚和肾阳虚的病理变化。肾阴虚，则表现为五心烦热、眩晕耳鸣、腰膝酸软、男子遗精、女子梦交等症状；肾阳虚，则表现为精神疲惫、腰膝冷痛、形寒肢冷、小便不利或遗尿失禁，以及男子阳痿、女子宫寒不孕等性功能减退和水肿等症状。由于肾阴与肾阳之间的内在联系，在病变过程中，常互相影响，肾阴虚发展到一定程度的时候，可以累及肾阳，发展为阴阳两虚，称作"阴损及阳"；肾阳虚到一定程度的时候，也可累及肾阴，发展为阴阳两虚，称作"阳损及阴"。

(4) 肾恶燥 肾为水脏，主藏精，主津液，故喜润而不喜燥。燥胜则伤津，津液枯涸，则易使肾之阴精亏耗，而导致肾之病变。正如清·叶天士《外感温热论》所云："热邪不燥胃津，必耗肾液"之名言，即从胃喜润恶燥、肾恶燥之生理特性出发，提出热邪耗伤津液，主要在于胃、肾的观点，对于温病治疗顾护胃津、肾液具有启示作用。

3　肾系的系统联系

(1) 肾藏志，应惊恐 《素问·宣明五气》云："心藏神，肺藏魄，肝藏魂，脾藏意，肾藏志，是为五脏所藏"。明确提出肾藏志。五脏在生理上环环相扣，情志内应五脏。《素问·灵兰秘典论》有"肾者，作强之官，伎巧出焉"之说，作强和技巧是肾藏精、肾藏志功能在生命活动（包括神志活动）中的具体体现。肾藏志的广义之"志"指各种神志活动，包括人的意识、意志、情志、心情、意念、记忆等；狭义之"志"指记忆。"肾藏志"反映了肾、脑与人的神志活动的密切关系。《素问·宝命全形论》云："慎守勿失，深浅在志。"认为"志"具有调节人的行为活动的功能，是维持人体正常心理活动的基础，《医方集解》也曾提及："人之精与志皆藏于肾"。肾藏志依赖于肾藏精，肾中精气的盛衰与肾藏志密切相关。肾与七情之中的恐关系极为密切，故又有"肾主恐，恐则气下"之说。恐，是惧怕的意思，因精神极度紧张而造成的胆气怯弱。

《素问·脉要精微论》曰："头者，精明之府，神明出焉。"人类情志活动的中枢在脑，脑统管五脏之神而主五志，人的感官（眼、耳、鼻、舌、皮肤等）受到外界刺激，继而产生喜、怒、忧、思、悲、恐、惊等不同情志的表达。"志"不但可以主导肾脏的生理活动，而且还主导肾脏的精神活动。同时肾精所化生的元气化为脏腑之气，推动着五脏六腑的功能活动。《医方集解》云："人之精与志皆藏于肾，肾精不足则志气衰"。肾为先天之本，主藏精，先天肾精赖后天脾胃化生的水谷精微的不断充养，日渐充盛，才能保证肾藏志。肾中所藏精气是机体生理发育及各种情志活动的基础，肾中精气的盛衰与人体生理活动密切相关。肾精充足则志坚，反之肾精不足，精不能化气，阳气化生无根，影响五脏之阳之生发，五脏之阴之滋养，出现五脏功能受累，即：心不藏神，喜悲无常；肝不藏魂，易怒易惊；脾不藏意，健忘易畏；肺不藏魄，悲忧难解；肾不藏志，虚易惊恐。五志不宁，从而导致五脏虚损加剧，更易发生睡惊症等疾患。肾为先天之本，作为志的媒介，有滋养、承载和收纳志的作用，如果先天禀赋不足，后天又失于濡养，肾脏虚损会直接表现为肾不藏志，继而导致神志病的发生。

（2）在体合骨，生髓，其华在发 骨指骨骼，是躯体的支架。骨骼的发育标志着人的形体的发育，由肾精充养，由肾气推动与调控。肾藏精，精生髓，髓居骨中（称骨髓）以养骨，骨骼赖之以生长发育。因此，肾主骨实际上是肾精及肾气促进机体生长发育的具体体现。《素问·阴阳应象大论》说："肾生骨髓。"《素问·痿论》说："肾主身之骨髓。"肾精充足，骨髓生化有源，髓以养骨，则骨骼坚固有力；若肾精不足，骨髓生化无源，骨骼失养，则可出现小儿囟门迟闭，骨软无力，以及老年人骨质脆弱，易于骨折等。

髓分骨髓、脊髓和脑髓，皆由肾精化生。脊髓上通于脑，脑由髓聚而成，故《灵枢·海论》说："脑为髓之海。"《素问·五脏生成》说："诸髓者，皆属于脑。"因此，肾精充足，髓海得养，脑发育健全，则思维敏捷，精力充沛；反之，肾精不足，髓海空虚，脑失所养，则见"脑转耳鸣，胫酸眩冒，目无所见，懈怠安卧"(《灵枢·海论》)。可见，脑的机能虽然总统于心，但亦与肾密切相关。脑的病变，尤其是虚性病变，常采用补肾填精法治疗。

齿指牙齿，为骨之延续，亦由肾精充养，故称"齿为骨之余"。《杂病源流犀烛·口齿唇舌病源流》说："齿者，肾之标，骨之本也。"牙齿松动、脱落及小儿齿迟等，多与肾精，肾气不足有关。

发指头发。发的生长，赖血以养，故称"发为血之余"。由于肾藏精，精生血，精血旺盛，则毛发粗壮、浓密而润泽，故说发的生机根于肾。《素问·六节脏象论》说："肾……其华在发。"《素问·五脏生成》说："肾……其荣，发也。"肾精、肾气的盛衰，可从头发的色泽、疏密等表现出来。青壮年肾精、肾气旺盛，发长而润泽；老年人肾精、肾气衰少，发白而脱落，皆属常理。但临床所见的未老先衰，年少而头发枯萎、早脱早白等，则与肾精、肾气不足有关，应考虑从肾论治。

(3) 在窍为耳及二阴 耳是听觉器官，听觉灵敏与否，与肾精、肾气的盛衰密切相关。故《灵枢·脉度》说："肾气通于耳，肾和则耳能闻五音矣。"肾精及肾气充盈，髓海得养，听觉灵敏；反之，肾精及肾气虚衰，髓海失养，则听力减退，或见耳鸣，甚则耳聋。人到老年，由于肾精及肾气衰少，多表现为听力减退。故说"肾开窍于耳"。

二阴，指前阴(外生殖器尿道口)和后阴(肛门)。前阴司排尿和生殖，后阴主排泄粪便。前阴的排尿与生殖机能，为肾所主。粪便的排泄本属大肠，但亦与肾气及肾阴、肾阳的作用有关。若肾阴不足，凉润作用减退，虚热虚火内生，耗伤津液，可致肠液枯涸而见便秘；若肾阳虚损，温煦作用减退，气化失常，可见泄泻或便秘；肾气虚衰，固摄失司，可见久泄滑脱。故《素问·金匮真言论》说："肾……开窍于二阴。"

(4) 在液为唾 唾为口津，即唾液中较稠厚的部分，多出于舌下，具有润泽口腔，滋润食物及滋养肾精的作用。唾由肾精化生。肾精在肾气的作用下，沿足少阴肾经到达舌下或齿缝，分泌而出则为唾。故《素问·宣明五气》说："五脏化液……肾为唾。"由于唾源于肾精，若咽而不吐，则能回滋肾精；若多唾久唾，则能耗伤肾精。故古代养生家主张可通过"吞唾"以养肾精。而临床应注意唾与涎均为口津，但同中有异。涎较清稀，为脾精所化，出自两颊，可自口角流出；唾较稠厚，为肾精所生，出自舌下，多从口中唾出。故临床治疗口角流涎多从脾治，唾多频出多从肾治。

（5）与冬气相通应　冬季是一年中气候最寒冷的季节，一派霜雪严凝，冰凌凛冽之象，属阴中之阴的太阴。自然界的物类，则静谧闭藏以度冬时。人体中肾为水脏，有润下之性，藏精而为封藏之本。同气相求，故以肾应冬。时至冬日，人体气血亦随"冬藏"之气而潜藏，故养生家主张冬三月"早卧晚起，必待日光"（《素问·四气调神大论》），保持心志静谧内守，避寒就温，保持皮肤腠理致密，同时食用补阴潜阳的膳食，以利阴气积蓄，阳气潜藏。冬季气候寒冷，水气当旺，若素体阳虚，或久病阳虚，多在阴盛之冬季发病，即所谓"能夏不能冬"；若患阳虚性慢性疾病如肺病、心脏病等，则易在冬季寒冷时复发。

**肾的
病理变化**

1　肾的病理生理特点

（1）肾阳、肾气失调　肾阳、肾气失调主要表现为肾阳虚损，命火不足和肾气虚衰，封藏不固等病理变化，表现为全身性生理机能衰退、水液气化功能的障碍、脾胃生化水谷精微功能的紊乱、生育功能衰退和肺气出纳升降功能失常等。

①肾气不固：肾气不固又称下元不固，是肾气虚衰，封藏失职的一种病理变化。多因年高肾气虚弱，或年幼而肾气不充，或久病而肾气耗伤，或

早婚、性生活不节耗伤肾气等，使肾气不能固摄封藏所致。临床上以精关不固而遗精、滑精、早泄，膀胱失约而小便失禁、尿后余沥、遗尿，冲任不固而月经淋漓不断，或崩漏、带下清稀、小产、滑胎，以及肠虚滑脱而久泻不止，大便失禁等精、尿、经、胎、便等固摄失调为特征。

② 肾不纳气：肾不纳气是指肾气虚弱不能摄纳肺气的病理变化。多因劳伤肾气，或久病气虚，气不归元，肾失摄纳所致。以短气、喘息、呼多吸少、动辄气急而喘甚为其临床特征。肾不纳气，多见于咳嗽喘促历时已久的患者，常以肺气虚为前奏，病久累及于肾而成，是肾气虚的一种综合表现，以上盛下虚、呼吸困难、呼多吸少、动则喘促加剧、气不得续，且伴有肾阳虚或肾阴虚的某些表现为其特点。

③ 肾阳不足：肾阳不足又称肾阳衰微、命门火衰，多因素体阳虚、久病不愈，或心脾阳虚、累及肾阳，或年老体弱、下元亏损所致。肾阳虚损对肾的生理功能影响，主要表现在：一是生殖机能减退而男子阳痿、早泄、精冷，女子宫寒不孕；二是水液代谢障碍，肾阳虚衰，气化无权，开合失度，则发为水肿，或尿频、尿闭；三是水谷精微化生减弱，因命门火衰，不能温煦脾阳，脾肾阳虚，则运化功能失职，可见下利清谷、五更泄泻等。

(2) 肾阴、肾精失调　主要反映在肾精不足、肾阴亏虚、相火妄动等方面。

① 肾精不足：肾精不足多由禀赋不足，或久病失养，或房劳过度，损耗肾精所致。肾精关系到人体的生殖和生长发育能力以及血液的生成。故肾精不足的病理变化为：一是生殖机能减退，如男子精少不育，女子经闭不孕；二是生长发育机能障碍，如小儿发育不良或迟缓（如五迟，即立、行、发、齿、语等发育迟缓）、五软（头、项、四肢、肌肉、口等痿软）、囟门迟闭，以及"鸡胸""龟背"等。成人则可见早衰，如发脱齿摇、耳鸣健忘、足痿无力、精神呆钝等；三是影响血液的生成，肾精不足，精不化血，则可致血液不足等；四是影响脑髓充盈，出现智力减退，动作迟缓或两足痿弱等。

② 肾阴亏虚：肾阴亏虚又称肾水不足，为肾脏本身的阴液亏损，多由伤精、失血、耗液，或过服温燥劫阴之品，或情志内伤，暗耗精血，或房事不节，以及久病伤肾，真阴耗伤，甚或五脏之火、五志过极化火、邪热久留化火，日久耗伤肾阴而成。肾阴亏虚则形体脏腑失其滋养，精髓阴血日益不足，肾阳无制则亢而为害。故肾阴亏虚的病理变化，一为阴液精血亏少，如腰膝酸软、形体消瘦、眩晕耳鸣、少寐健忘，或女子经少、经闭等。二为阴虚内热或阴虚火旺，如五心烦热或骨蒸潮热、口干咽燥、颧红、盗汗、舌红少苔，或相火妄动，扰于精室，而阳兴梦遗，迫血妄行则崩漏等。

此处应注意的是，肾阴虚的特点是既有肾虚之象，又有虚热特征；而肾精不足但见虚象而无明显的虚热征象。

③ 相火妄动：相火妄动是阴虚火旺出现火迫精泄的病理变化，多由于肾水亏损或肝肾阴虚，阴虚火旺，相火不能潜藏而妄动。其临床表现除阴虚火旺之象外，以性欲亢进、遗精早泄为特征，常具有火逆于上的特点。

综观上述，肾之病理变化，虚多实少。其寒为阳虚之病，其热为阴亏之变，故肾虚之害，分为阴虚和阳虚两类。阴虚或阳虚之极，又可出现阴损及阳，阳损及阴之害，终致阴阳两虚，精气俱伤。

2 肾脏疾病常见证候

（1）肾阳虚证 是指肾阳虚衰，温煦失职，气化无权，所表现的虚实证候。腰膝酸软而痛是因为肾阳虚衰不能温养腰府及骨骼；男子阳痿早泄，女子宫寒不孕是由于肾阳不足，命门火衰，生殖功能减退；久泻不止，完谷不化，五更泄泻起因于命门火衰，火不生土，脾失健运；小便频数，清长，夜尿多，则由于肾司二便，肾阳不足，膀胱气化障碍；浮肿，腰以下为甚，源自水液内停，溢于肌肤；面色黧黑无泽，由于肾阳极虚，浊阴弥漫肌肤；畏寒肢冷，下肢为甚，则因为阳虚不能温煦肌肤；精神萎靡因阳气不足，心神无力振奋；面色白，头目眩晕，由于气血运行无力，不能上荣于清窍；舌淡胖苔白，脉沉弱而迟均为阳虚之证。

（2）**肾阴虚证** 是指肾阴亏损，失于滋养，虚热内生所表现的证候。腰膝酸痛是由于肾阴不足，髓减骨弱，骨骼失养；头晕耳鸣则因为肾中精气不足，脑海失充，耳失所养；失眠多梦原因是水火失济，心火偏亢，心神不宁；阳强易举是因为阴虚则相火妄动；精泄梦遗是由于君火不宁，扰动精室；经少经闭则因为阴亏经血来源不足；崩漏见于阴虚阳亢，虚热迫血；形体消瘦，咽干颧红源于肾阴亏虚，形体失于濡养；潮热盗汗，五心烦热，溲黄便干皆为虚热内生；舌红少津，脉细数均为阴虚之证。

（3）**肾气不固证** 肾气亏虚，封藏固摄功能失职所表现的证候。肾气亏虚则机能活动减退，气血不能充耳，故神疲耳鸣。骨骼失之温养，故腰膝酸软。肾气虚膀胱失约，故小便频数而清长，或夜尿频多，甚则遗尿失禁；排尿机能无力，尿液不能全部排出，可致尿后余沥不尽。肾气不足，则精关不固，精易外泄，故滑精早泄。肾虚而冲任亏损，下元不固，则见带下清稀。胎元不固，每易造成滑胎。舌淡苔白，脉沉弱，为肾气虚衰之象。

（4）**肾精不足证** 是指肾精亏损，以小儿生长发育迟缓，成人生殖机能低下、早衰为主症的证候。肾精亏虚症候的主要病机为肝肾阴虚，精血亏少，或纵欲过度，耗伤肾精，必致髓海空虚，耳窍失于充养，故见耳鸣、耳聋，头晕目眩；腰为肾之府，肾阴亏虚，腰府失养，故腰膝酸软；肾阴亏虚，虚火上炎，故见五心烦热，颧红；虚火内扰则潮热盗汗；虚火扰动精室，故遗精滑泄；舌红少苔，脉细数乃肾精亏损、阴虚内热之象。

（5）**肾虚水泛证** 指肾气亏虚，摄纳无权，以久病咳喘、呼多吸少、动则尤甚等为主要表现的虚弱证候。肾主水液，与膀胱相表里。肾阳不足，则膀胱气化不利，小便量少，水湿泛滥成水肿。症见全身浮肿，下肢尤甚，按之凹陷不起，腰膝酸重，畏寒肢冷，甚则腹部胀满，心悸喘咳，舌淡胖，苔白润，脉沉弱等。

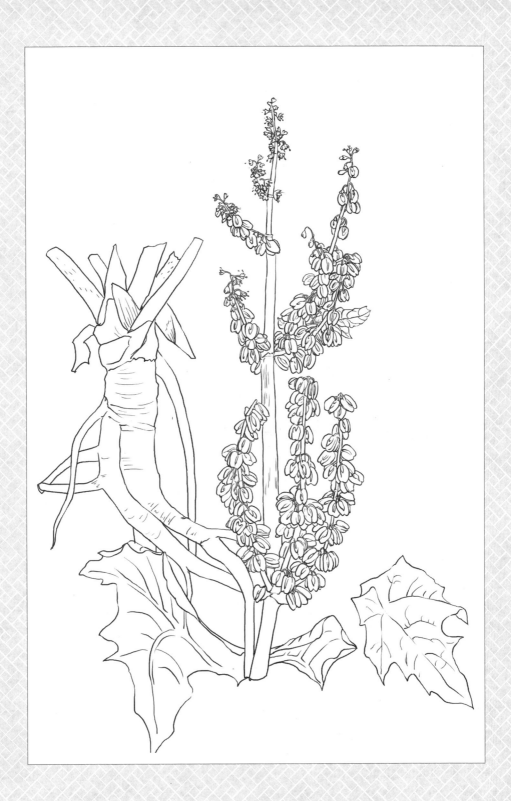

内分泌代谢性疾病
——中医诊治十二讲

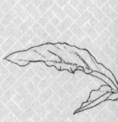

第二章

诊疗思路与实践

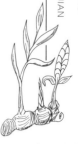

ZHENLIAO
SILU
YU SHIJIAN

第一节 从脾论治2型糖尿病

概述

2型糖尿病（diabetes mellitus type 2，T_2DM)是一种受遗传、饮食等多种因素共同作用所引起的以胰岛素相对或绝对分泌不足为主要病理机制的慢性代谢性疾病，临床以高血糖为主要特征。随着人口的增长、全球经济的发展，人们的饮食结构、生活习性发生了巨大的改变，人体内代谢系统的调节功能受限，糖尿病的患病率逐年升高，根据ADA流行病学统计显示我国糖尿病患病率高达12.8%，其中T_2DM患者占比超95%，长期糖脂代谢紊乱会损伤血管及神经导致相应器官发生病变，对T_2DM患者的预后和生活质量造成了极大的影响。

在中医学范畴中，T_2DM归属消渴病，是以口干多饮、多食、多尿或伴体质量减轻甚至消瘦为主要临床表现的一种病症。消渴病名最先出现在《素问·奇病论篇》曰："脾瘅……其气上溢，转为消渴。"究其病因，除先天禀赋不足外，尚有外感邪毒、饮食不节、情志不遂、年长体虚及药石所伤等，历代医家多有论述。若论其病机，各家之言不甚相同，然多以阴虚燥热为主。本病主要责之于肺、胃（脾）、肾三脏。临床治疗亦多以上、中、下三消论治。

随着现代社会生活水平的提高及诊疗技术的改进，部分确诊为消渴的患者并不具有明显的"三多一少"症状，而多见疲倦乏力、腹胀纳差、舌暗、苔腻、边有齿痕等脾虚之症，传统的三消辨证难以满足现代临床的需要，临床辨证论治时，应基于而不拘于三消辨证。他提出脾虚是消渴发生、发展的基础，而阴虚燥热之象仅为其外在表现。治疗应以健脾益气为基本大法，佐以养阴清热、疏肝解郁、活血化瘀之法。并且提倡糖尿病的治疗应当关口前移，也就是中医学理念中的"治未病"思想，即要将早发现、早诊断、早治疗的理念贯穿 T_2DM 的治疗中，积极防控 T_2DM 及其并发症的进展。

脾与血糖稳态

1 中西医"脾脏"之别

西医学对五脏的定义是从实体器官的角度出发，认为脾脏是机体最大的免疫器官，占全身淋巴组织总量的25%，含有大量淋巴细胞和巨噬细胞，是机体细胞免疫和体液免疫的中心。而中医重功能、轻实体解剖，所说的脾是在"天人合一"的思想下对某种特定功能、规律的系统归纳。从整体观念认识藏象学说中的"脾"包括现代医学的脾和胰脏。胰脏在中医属于脾的范畴，最早的文献记载见于《难经》，《难经·四十二难》指出："脾重二斤三两，扁广三寸，长五寸，有散膏半斤，主裹血，温五脏，主藏意。"所谓"散膏"也称"膵"，《难经》认为是胰腺组织。因为，从解剖学来看，胰尾接触脾门，共同靠近胃部，所以"散膏"即胰腺组织，附属于中医之"脾"。"散膏"描述该组织的质地和状态，形松散质软如膏状，腺体柔软狭长呈灰红色，类似松散脂肪样组织，与《难经》中的"散膏"描述相似，故"散膏"为现代医学中的"胰"，且胰附属脾。

近代名医张锡纯《医学衷中参西录》中"至谓其证起于中焦，是诚有理，因中焦膵病，而累及于脾也。盖膵为脾之副脏……"其中盖膵为脾之副脏，说明胰的功能从属于脾，故有"脾胰同源"之说。此学说认为，中医之脾对精微的转输、布散作用涵盖了现代医学胰腺外分泌部分泌胰酶及内分泌部分泌糖调节激素的功能，故中医之脾包括了现代医学胰腺功能。胰脏分为外分泌部和内分泌部。叶霖在《难经正义》中记载胰"所生之汁，能消化食物"，张山雷《难经汇注笺正》亦有："胃后有甜肉一条……所生之汁，如口津水"，进一步思索"所生之汁"，应该包含有两部分，外分泌部分泌的胰液和胰岛分泌的激素。外分泌部与人体食物的消化密切相关，由腺泡和腺管组成，腺泡分泌的腺液由腺管排出到十二指肠，含有胰蛋白酶原、脂肪酶、淀粉酶、碳酸氢钠等。多种消化酶可以促进饮食中蛋白质、脂肪、糖分的消化，把食物化生为精微，发挥脾主运化的功能。胰岛是胰腺的内分泌部，其中胰岛的α细胞、β细胞主要参与血糖的调节。β细胞分泌胰岛素，降低血糖；α细胞分泌胰高血糖素，拮抗胰岛素，使血糖升高。β细胞分泌的胰岛素分泌不足或胰岛素抵抗，导致T_2DM的发生。

2 脾主运化与血糖稳态

中医学理论认为，脾为气血生化之源，主运化。张锡纯在《医学衷中参西录》中提到："消渴一证，古有上中下之分，谓其证皆起于中焦而极于上下"，指出消渴虽分为上中下三消，但其起始在于中焦脾胃。脾功能失常是糖尿病发病的关键，脾失运化是导致T_2DM血糖稳态失衡的起始因素。脾主运化分为"脾主运"与"脾主化"两方面。脾主运化不仅指人体对胃所摄纳精微物质的消化与吸收，还包括调动身体各脏器对精微物质的利用与新陈代谢。"脾主运"在前，表示对营养物质的消化、吸收和转运过程，"脾主化"在后，发挥将营养物质输送至全身以化生气血津液的作用。两者相辅相成、密不可分。近代中医名家施今墨指出："血糖者，饮食所化之精微也，若脾失健运，血中之精就不能输布脏腑"，明确提出血糖是脾所运化的精微物质之一。脾主运化功能正常，则人体代谢平衡、血糖水平稳定；反之，"脾主运"失司则不能有效吸收葡萄糖，"脾主化"失司则不能将血液中葡萄糖输送至细胞。

3 脾气散精与血糖稳态

脾气散精作为津液代谢过程的重要环节，调控胰岛素的分泌和代谢，维持血糖稳态，血糖和胰岛素的分泌作为脾气散精的重要内容，在维持机体正常糖代谢中占重要地位。正常生理状态下，脾气散精功能正常发挥源于脾主运化及脾主升清功能的正常运转，脾可将饮食水谷化生为精微、津液，经过脾气升清布散将精微津液输布至全身，化生气血，调控血糖和胰岛功能，脾气散精过程正常运行对胰岛功能的正常运转至关重要。当各种病理因素侵袭导致脾气郁遏，脾困不运，脾不升清，脾不散精，会损伤胰岛功能，导致胰岛素分泌减少，甚则出现胰岛细胞凋亡和增殖抑制，表现为胰岛微循环功能障碍。一套运行正常的胰岛微循环系统对维持胰岛细胞功能及血糖的稳态非常重要，若胰岛微循环障碍则引起胰岛功能下降，进而直接阻碍胰岛素分泌，降低机体对葡萄糖耐受能力，引起血糖波动。在糖尿病早期，胰岛功能代偿性增加，胰岛微循环高灌注，引起胰岛内皮细胞损伤、微血管重构、胰岛血流异常，最终胰岛微循环低灌注，胰岛功能障碍失代偿，胰岛细胞衰竭，出现明显的血糖波动，病程日久会导致糖尿病及其并发症的发生。胰岛微循环障碍是诱发糖尿病关键机制及重要的病理环节，故恢复脾气散精功能，改善胰岛功能与减少血糖波动是防治糖尿病及其并发症的重中之重。

三

病因病机

1 禀赋不足

禀赋不足作为疾病发病的内在条件，《灵枢·本脏》曰："脾脆，善病消瘅。"《灵枢·五变》亦云："五脏皆柔弱者，善病消瘅。"先天禀赋不足、五脏虚弱是消渴的内在病因之一，其中又以脾虚对本病的发病影响最密切。脾气盛衰直接影响其他脏腑的生理功能，脾虚日久，诸脏受累，如肝之疏泄条达失常，肾之气化无权，肺之津液不布，导致水谷之气代谢失常而发消渴。《素问·奇病论篇》曰："脾瘅……此肥美之所发也，此人必数食甘美而多肥也，肥者令人内热，甘者令人中满，故其气上溢，转为消渴。"此"内热"及"中满"皆为肥甘化热、内滞于脾、脾虚失运之外象。

2 饮食不节

膏粱厚味是历代医家所公认的导致糖尿病发生的重要因素。所谓膏粱，是指肥肉和细粮，泛指肥美的食物。细粮是指经过精细的加工，把粮食最外层的粗糙部分去掉。《内经》中首次提出数食甘美而多肥可发为消渴。《圣济总录·消渴统论》云："肥美之过，积为脾瘅。瘅病既成，乃为消中，皆单阳无阴，邪热偏胜故也。"宋代《圣济总录》中认为多食肥美之品，可导致脾虚生痰，进而引起消渴。明代《景岳全书·三消干渴》云："消渴虽有数者之不同，其为病之肇端，则皆膏粱肥甘之变，酒色劳伤之过，皆富贵人病之，而贫贱者鲜有也。"《景岳全书》亦认为消渴虽有数者之不同，则皆膏粱肥甘之变；长期过食甜食，日久积于中焦，脾脏受累，致脾胃运化失司，积热结于体内，酿生痰湿，损耗阴津，消谷耗液而发为消渴。

3 情志失调

中医很重视情志因素在疾病发生中的作用，五志过极伤脾也可致消渴。元代朱丹溪在《症因脉治·三消总论》曰："悲哀伤肺，煎熬真阴，或思虑伤脾，脾阴伤损，或房劳伤肾，精日耗而亏损，此精虚三消之因也。"脾在志为思，为脾之精气所化生的神志活动，过度思虑或过于忧思均易伤及脾土，使脾脏受损而致运化失常，究其机制与气机失常、气血损耗密切关联。《古今医统大全·消渴门》云："三消之疾……或耗乱精神，过违其度。"即长期过度的精神刺激，使肝气郁结，气郁日久则可伤阴化热，火热内燔，复伤脾气，可致气阴亏虚，而发消渴，郁怒伤肝，肝火熏灼胃阴，使胃阴不足，阴液枯竭，导致脾胃失于运化、津液代谢紊乱而发消渴。长期过度劳累、精神过度紧张或劳倦内伤等，亦会阻碍脾胃的正常运化与输布，使脾胃精气耗竭，脾胃虚弱，日久发为消渴。

4　劳累过度

历代医家亦很注重劳倦致消，包括体劳和房劳过度，耗气伤津，阴精亏损，虚火内生，终致本病的发生。明代《简明医彀》中提出："多食肥，令人内热，恣食肥甘炙爆咸物，及醉饱入房，斫丧伤肾。或大病阴虚，或过劳血耗，所因多种，燥热则一。"刘完素《三消论·正文》云："世谓消渴之证……有因远行劳倦遇大热而渴者，有因伤寒胃干而渴者，有因病热而渴者，有因病风而渴者。"《外台秘要·消渴消中》："房室过度，致令肾气虚耗，下焦生热，热则肾燥，肾燥则渴。"即房事不节，劳欲过度，肾精亏损，虚火内生，则发为消渴。

临床表现

典型糖尿病可见"三多一少"症状，即多食、多饮、多尿、体重减轻。张锡纯《医学衷中参西录·治消渴方》："脾气不能散精达肺则津液少，不能通调水道则小便无节，是以渴而多饮多溲也。"脾失于运化，升清失职，水谷精微难以上输心肺，输送全身，机体津液亏虚，化燥伤津，而致口干、口渴、多饮；脾虚津失上输，不能达肺润燥，反致精微下注，溢于膀胱，而见多尿；脾虚不能为胃行其津液，则胃火亢盛，多食善饥；"脾主身之肌肉"，脾气虚弱，不能布散精微濡养四肢肌肉，则见四肢倦怠乏力，体重减轻。

血瘀、痰湿是消渴发展进程中主要的病理产物，也是导致各种慢性并发症的关键所在。脾气虚弱，血液化生不足或气机升降失调、血液运行无力均可导致血瘀。脾失运化，水湿内停，湿浊内生，加之阴虚火旺，炼液成痰而为痰湿。痰湿、瘀血相互搏结，阻滞脉络，则导致血管并发症的发生。若痰瘀阻于目络，则精血不能上荣于目，症见视物模糊；若痰瘀留滞于肾络，症见尿浊、水肿；若痰瘀阻于肢体经络，症见肢体麻木、疼痛无力，甚则发为肢端坏疽。

五

糖尿病并发症

1 糖尿病胃轻瘫

糖尿病胃轻瘫主要以早饱、腹胀、嗳气、恶心、呕吐等临床表现为主。消渴病久则脾胃虚弱，脾失健运，水谷不化，蕴结中焦，湿邪内生；久蕴化热，耗灼胃阴，阴病及阳，中虚生寒。另外由于生活环境及习惯的变化，如起居不规律等，可引起气血运行紊乱，从而影响脾升胃降。食物的种类越来越丰富，人们对高热能食物的过多摄入，脾胃负担加重，加之贪凉喜食冷饮，脾阳易伤。此类病人多有形体肥胖、中满内热表现，形成以脾胃虚弱为本，以寒、热、湿邪错杂互结为标之证。

治疗当结合其病情缓急、寒热湿邪错杂的轻重情况、脾胃虚弱的程度，把握疾病的发展规律。在糖尿病胃轻瘫的急性期，虽当标本兼顾，然需以治标为主；在疾病的缓解期治则当标本兼顾。①脾虚胃热证：治以平调寒热，运脾祛湿；②胃阴不足证：治以益胃生津，养阴清热；

③脾虚湿困证：治以健脾和胃，运脾化湿。脾胃功能正常才能使气血化生有源，气机得畅，邪去则病自安。

2 糖尿病肾病

糖尿病肾病是脾气失运、脾不升清、散精障碍，进而肾精乏源、肾虚不摄、肾失闭藏，精微随尿下泄所致。脾虚运化失司，食不能化生精微反而转为湿浊，导致湿浊痰瘀等病理产物蓄积于下焦，损伤肾络，精微持续下泄，从微量蛋白尿进展至大量蛋白尿，水浊不泄而滞留则出现水肿。故治疗糖尿病肾病关键在于健脾益气，多选用黄芪为主药。黄芪不仅可补中益气，还可补益肾气，现代药理研究也表明黄芪中黄芪皂苷能增加机体内血清一氧化碳含量水平，对内皮素的释放发挥抑制作用，进而保护血管内皮，减轻血管通透性，对尿蛋白的生成进行抑制，改善肾小球高滤过和高灌注的状态，进而促进肾功能的恢复。糖尿病肾病患者多是年老体虚之人，补之不宜过强过急，补之太过易虚不受补，故在临证用药时多选用性甘平之药，忌用辛热大补之品，以防温燥伤阴。

3 糖尿病周围神经病变

糖尿病周围神经病变继发于糖尿病，早期因痰湿内盛，阻滞气机，导致肢体麻木。疾病进展痰瘀互结，阻滞络脉，不通则痛，肢体除麻木外逐渐出现疼痛症状。疾病晚期痰瘀阻络，脉络闭塞，肢体感觉丧失，易下肢溃烂。脾主肌肉，故治疗上以健脾化痰通络为治疗原则，补益脾气、健脾化湿、健脾升阳，佐以祛痰泄浊、活血化瘀，恢复脾气散精功能，减少痰湿瘀血等病理产物的沉积，改善肢体麻木的程度及症状。同时可配合针灸，选取足太阴脾经与足阳明胃经循行的穴位，如足三里、阳陵泉、血海、三阴交等，配合中药足浴，调理脾胃经之气机，恢复脾之运化功能。

六

治疗

1 治本需健脾

"脾得运则健"，运是脾的基本生理功能，有运则有化，糖尿病的发生以脾虚失运为主要病机，故应谨守病机而治，当健运中宫，治脾为要。对于消渴早期中气虚弱、脾失健运者，尤其是老年患者，消渴日久，临床以形体虚胖、面黄少华或无华、乏力气短、体虚多汗、神疲倦怠为主症，而三消症状不甚明显，舌淡、苔薄白，脉虚而无力。应予健脾益气法治之，方以参苓白术散化裁，药用黄芪、党参、白术、山药、茯苓、薏苡仁等。

2 养阴能化气

随着消渴的发展，或见口干、口渴、多饮、形体消瘦等阴虚火旺之症，多因脾失健运、津液转输失常所致。症见疲倦乏力、纳谷不香、气短懒言、渴而多饮，或怕热多汗、两颊红、大便或结或溏、小便频数，舌红少津、苔薄，脉细数。治宜养阴健脾，使气复津还，常以自拟养阴健脾汤加减，药用茯苓、白术、山茱萸、石斛、葛根、生地黄等。

3 调肝气自达

《灵枢·五变篇》曰："刚者多怒，怒则气上逆……故为消瘅。"记载了肝与消渴之间的关系。肝主情志，消渴的发生、发展与情绪波动关系甚密。随着疾病的进展，肝郁脾虚或贯穿于整个疾病进程中。若不加干预，恐消渴难化，病情反复。症见情志抑郁或暴躁易怒，倦怠乏力，胸胁胀满，善太息，胸闷腹胀，纳食不馨，或伴大便不调，而少见"三多一少"之症，舌淡红、苔白，脉弦细或濡弦。治宜疏肝解郁、健脾益气，多以健脾益气之四君子汤合疏肝解郁之逍遥散加减，药用党参、当归、白术、白芍、茯苓、柴胡等。

4 瘀化气自生

"久病多虚""久病多瘀"，作者强调临床尤应注重补脾益气，而血瘀是消渴发生、发展的重要病理机制之一，在临证治疗中，不论辨为何证，均可加入少量活血化瘀之品，以提高疗效、延缓或防治相关并发症的发生。《证治要诀·消渴》曰："三消久之……或手足偏废"，消渴病程日久，筋肉失养，温煦失司，累及络脉，轻则四肢麻木，周围神经病变，重则发展为糖尿病足。

七

临证医案

1 病案一

黄某，男，43岁，2022年3月17日初诊。

【主诉】体检发现血糖升高1周。

【病史】患者1周前单位体检发现血糖升高，空腹血糖为8.7mmol/L，餐后2h血糖12.3mmol/L，糖化血红蛋白6.7%。近半年自觉口干多饮，倦怠乏力，多汗，小便频数、有泡沫，纳寐尚可，大便黏腻。舌淡，苔薄少津，脉细数。BMI：30.12kg/m²。既往身体状况可，偏好甜食及膏粱厚味，作息无常，饮酒史20余年。

【诊断】中医诊断：消渴（脾虚湿困，气阴亏虚证）；西医诊断：2型糖尿病。

【治法】益气健脾，生津止渴。

【处方】黄芪30g，白术20g，茯苓15g，佩兰12g，生地黄20g，熟地黄20g，山茱萸15g，葛根12g，龙骨25g，牡蛎20g，茯神15g，桑寄生12g，肉苁蓉10g，野百合12g。14剂，1日1剂，水煎，早、晚分服。并嘱患者控制饮食，调整作息，加强运动。

【二诊】2022年4月1日。患者口渴、多饮、多尿、倦怠乏力症状有所缓解，近期因压力较大，情绪不畅，血糖控制可。上方加柴胡15g，香附12g，当归12g以疏肝解郁。继服14剂。

【三诊】2022年4月15日。患者神疲乏力症状较前明显好转，口渴、多饮、多尿症状减轻，小便泡沫明显减少。在二诊处方基础上去生地黄、肉苁蓉，服药14剂后神疲体倦、烦渴多饮、小便频数等症状消失，血糖控制平稳。

【按语】本案患者平素偏好甜食及膏粱厚味，作息无常，此二者皆可酿生湿热，积滞脾胃，致脾虚运化失司，脾虚升清失职，水谷精微和水液难以输布全身，机体乏津，化燥生热而见烦渴、多饮等症；脾虚气血生化乏源，则神疲体倦、气短乏力；脾虚日久，无力充养先天之肾，固涩无力，水谷精微下注，则尿频量多、小便有泡沫。方中黄芪健脾升清、散精达肺，重用为君。白术、茯苓助黄芪益气健脾；生地黄养阴生津润燥，熟地黄养血滋阴、益精填髓，"二地"合用，滋阴而不碍脾，既可治阴虚之表，又兼顾肾虚之里；葛根与黄芪相配，能升发脾胃清阳之气，又助脾升清输津之功；山茱萸强阴敛汗、补益肝肾，用于消渴小便频数效果尤佳，上药共为臣药。黄元御《长沙药解》亦云："（山茱萸）用之治男子消渴，小便反多。"以其温乙木而止疏泄、敛精液而缩小便之故。龙骨、牡蛎合用，加强山茱萸收敛固涩之功；茯神味甘气平，入脾经，少佐茯神可益神志、安魂魄、养精神；桑寄生补肝肾、强筋骨；肉苁蓉滋肝肾经血；野百合凉金泄热、清热除烦；佩兰芳香化湿、醒脾开胃，上药共为佐药。消渴发展进程中，患者多伴有不同程度的肝郁症状，治疗时辅以少许疏肝理气之品，以疏肝解郁。如此配伍，效果颇佳。

2 病案二

何某，女，73岁，2022年2月16日初诊。

【主诉】发现血糖升高15年余，肾功能异常2年。

【现病史】患者15年前体检发现血糖异常，当时多次测空腹血糖 > 7mmol/L，餐后血糖 > 11.1mmol/L，诊断为"2型糖尿病"，现降糖方案为"达格列净10mg每日1次、桑枝总碱1粒一天3次"。患者2年前住院时发现肾功能异常，尿白蛋白/肌酐升高，予"金水宝4片，每日3次"口服治疗。现无明显口干口渴症状，小便有泡沫，偶有视物模糊，双下肢轻度水肿，夜间抽搐、疼痛，纳寐尚可，多梦，夜尿频，大便难解。舌淡红，苔薄白，脉弦数。

【诊断】中医诊断：消渴肾病（脾肾亏虚证）；西医诊断：2型糖尿病，糖尿病肾病。

【治法】益气健脾，补肾填精。

【处方】炙黄芪30g，山药12g，陈皮15g，覆盆子20g，牡丹皮12g，葛根15g，黄精12g，枇杷叶10g，菟丝子15g，山茱萸12g，车前子12g，厚朴12g，玉米须20g，泽兰12g，竹茹12g，泽泻15g，大黄5g，甘草8g。30剂，1日1剂，水煎，早、晚分服。并嘱患者控制饮食，清淡饮食，调整作息，加强运动。

【二诊】2022年3月17日。患者夜间双腿抽筋好转，纳寐可，服药期间大便次数增多，2～3次/日，成形，小便调。上方去枇杷叶、竹茹，加芡实15g，菟丝子加至20g。继服30剂。

【三诊】2022年4月18日。患者小便泡沫明显减少，纳寐可，二便正常。在二诊处方基础上去车前子、黄精，加熟地黄30g，女贞子12g。继服30剂。

【按语】患者糖尿病病程较久，出现肾功能异常，并伴有蛋白尿，诊断为消渴肾病，为本虚标实，虚实夹杂之证，以脾肾气虚为本，湿浊、痰浊、气滞、瘀血为标。脾虚运化失司，水湿潴留，精微下泄，则见小便泡沫；脾主四肢肌肉，脾虚故见下肢抽搐、疼痛；脾气散精失常，精微气血不能上荣目络，故见视物模糊。肾虚封藏失职，不能化气形水，则下肢水肿。糖尿病本病已有气阴亏虚，至肾病期，气阴损伤愈甚，肠道运化不利，故见大便难解。处方中以黄芪、山药为君药，山药与黄芪是治疗糖尿病常用的药对，能补气健脾，使脾胃运化功能正常。《医学衷中参西录》指出"（黄芪）能助脾气上升，还其散精达肺之旧也"，黄芪对血糖的调节作用呈双向调节，能维持血糖稳态。山药益气养阴，能补脾肺肾三脏，《神农本草经》指出其能"补中益气力，长肌肉"，对糖尿病症见形体消瘦者尤为适用。葛根、黄精、枇杷叶益气养阴，生津止渴，使阳升而阴应，阴阳相济。山茱萸、菟丝子、覆盆子益肾温阳，固精缩尿，共为臣药。陈皮、厚朴、竹茹理气健脾，燥湿化痰，以调节中焦气机，恢复脾之转输功能，使水谷精微得以正常利用。泽兰、牡丹皮凉血化瘀通络，泽泻、车前子、玉米须利水渗湿，大黄通便，共为佐药。以甘草为使调和诸药。

八 经验总结

　　早期糖尿病患者以脾虚湿盛证最为常见，主要表现为形体肥胖或超重，或腹部肥厚或见倦怠乏力，大便或黏或溏，或大便干结，舌淡红或淡白，边有齿痕，苔腻，脉濡或滑。此为脾弱胃强的表现，属于本虚标实，患者常表现为食欲旺盛，饮食较多，易饥饿，水谷进入胃中较多，但脾虚功能较差，难以消化成水谷精微，以至输布到全身脏腑、经络及血脉中，最终导致痰浊生成，造成形体肥胖，血糖升高。痰浊易阻碍气机，气机不利则可出现倦怠乏力；痰浊易化热，热能灼伤津液，则可出现口干、便干。此时应该运用健脾化湿清热之法，符合古代医家的共识。

　　治疗消渴的方法，古代医家认为"五味入口，藏于脾胃，以行其精气，津液在脾，令人口甘，此肥美所发也，其气上溢，转为消渴，治之以兰，除陈气也。"文中所说的"兰"，就是中药佩兰，其有芳香化湿醒脾之功效。山药具有益气养阴、健脾益肾之功效，能健脾滋阴清热而治疗消渴病。现代药理研究及临床研究证实，山药水煎液及提取物能保护胰岛β细胞，提高胰岛细胞敏感性，促进外周组织对糖的利用，最终起到降低血糖的作用。山药既能补脾，又能养肾，糖尿病早期脾虚，肾水亦可出现不足。肾为水脏，肾与舌下"金津、玉液"两穴相通，肾化水，下行化为尿，藏于膀胱，上行化为口津唾。尿和唾都属水，由肾脏主管，故有"肾为水脏"的说法。尿多、口干，肾化尿较多，唾少，亦为肾水少的表现。山药是治疗早期糖尿病的要药，配合太子参、白术、山萸肉、生地等中药，补益脾肺肾的效果更佳。通常方药中山药的用量为15 ～ 20g，但不拘泥于此，严重的脾肺肾亏虚可能会增大用量。此外，黄芪、黄精等益气中药，葛根、玄参、石斛、天花粉等养阴生津清热中药，以及当归、红花、桃仁、川芎等活血化瘀中药，均可通过中医辨证论治，采用益气养阴、化痰活血祛瘀的方法，合理的搭配组方。

　　糖尿病中后期胰岛功能受损更加严重，胰岛素水平降低明显，胰酶分泌缺乏，食少甚至不思饮食，但血糖不降反升，各种并发症接踵而至。中医认为和脾虚至极有关，脾虚则食少、食之无味，食后水谷不能转化成水谷精微，滋养脏腑血脉。糖尿病迁延日久，阴损及阳，津伤则耗气，津液久亏也必伤阴，导致气阴两虚。肾气不足则出现腰膝酸软、四肢乏力；肾之阴阳俱虚，肝藏血，肝血不足，肝肾精血不能上承耳目，则出现视物模糊、失明、耳鸣、耳聋；血虚，血不养心，则出现心悸、失眠；肺气不足，则出现胸闷、气喘。

　　人体是一个有机的整体，各个脏腑组织器官在生理上相互联系，在病理上相互影响，一脏受病必然影响到它脏，而脾胃位于中焦，为人体气机升降之枢纽，所以当某一脏发生病变后，在其发展过程中必然会影响到脾胃，故糖尿病中后期，从脾论治仍为治疗的核心，补脾是其重要方法。张锡纯在《医学衷中参西录》中指出"消渴起于中焦"，病机为"元气亏虚，脾气不升"，治疗上重用黄芪，因为黄芪能助脾气上升，散精达肺而燥渴自除，创玉液汤、滋膵饮，至今仍广为运用。临床上，根据病人虚劳程度，量大而不拘于同，少则20 ～ 30g，多则50 ～ 60g，使得黄芪补脾益气功能发挥得淋漓尽致。同时，配合太子参、白术、茯苓等其他的补脾中药，使得患者脾胃功能得以很大的改善。另外，运用不同的中药相互调配，组方合理，调补其余脏腑，既能平稳控制血糖，又能有效地改善糖尿病中后期症状。

九

摄生调护

1 饮食指导——药食同源，辅助降糖

（1）枸杞 枸杞总多糖可以降低四氧嘧啶法造模形成的糖尿病小鼠的空腹及餐后血糖，并提高其血清胰岛素测定量，且该作用表现出明显剂量依赖性。此外，组织学检查提示枸杞子中的活性成分可以减轻糖尿病大鼠胰岛β细胞损伤，修复胰岛细胞，从而改善胰岛素抵抗。

（2）苦瓜 苦瓜中的生物碱、皂苷成分具有类胰岛素样作用，通过刺激胰岛β细胞分泌、抑制肠道吸收葡萄糖等多途径降糖，并具有延缓糖尿病并发症发生的作用。

（3）山药 山药主要活性成分中含量较高的是山药多糖，该成分可以改善胰岛细胞功能，促进胰岛素释放，从而使血糖降低。有研究发现，山药多糖可明显升高血清C肽水平，同时具有抗氧化、抗肿瘤、调节免疫等作用，尤其适用于老年便秘患者。

2 辨证施食

《内经》提出"虚则补之，实则泻之，寒则热之，热则寒之"的治疗原则，亦是中医食疗总的指导原则。辨证施食包括因地、因人指导饮食，临床上多根据糖尿病前期患者证型的寒热虚实，结合食物四气五味进行辨证施食。四性为寒、热、温、凉，五味为酸、苦、甘、辛、咸。寒凉类食物能解渴、清热，如梨、西瓜、苦瓜等。热性的食物则多能温经散寒、助阳活血，如干姜、羊肉、狗肉等。

患者禀赋各异，给予食疗指导时亦应因人制宜。糖尿病前期患者中

体形肥胖者，应多食大枣、山药、扁豆等食物以益气健脾；而体质瘦削者，如因脾胃既伤、气血不生，则应多食猪肚、羊肚、鸡肉、羊肉等补益气血，若因阴亏津少导致消瘦，则应多食鸭肉、木耳、雪梨、牛奶等滋阴养血，或因肾虚精亏，则可多食莲子、核桃、芝麻、海参等填精益肾。

第二节　从肝论治甲状腺功能亢进症

概述

甲状腺功能亢进症，简称为甲亢，是由多种病因导致甲状腺高功能状态，即是指甲状腺腺体不适当地持续合成和分泌过多甲状腺激素而引起的内分泌代谢性疾病，实验室检查可见FT3、FT4增高，TSH降低，甲状腺摄^{131}I率升高、高峰前移；甲状腺扫描可发现自主性甲状腺热结节。由于机体内甲状腺作用受体丰富，因此甲亢的病变涉及多个系统，临床表现主要为食欲亢进、消瘦、手抖、易出汗、心慌、脾气急躁、大便次数增多等症状，有些患者甚至会出现眼球突出、脖子变粗的情况。甲亢长期不能控制的患者，可引发心脏、皮肤、肝脏、血液、性腺、神经系统、生殖、骨骼系统等脏器功能改变。近年来随着人们生活压力的增加，甲状腺疾病的发病率逐年递增。

中医学中并无"甲状腺功能亢进症"这一专业术语的描述，但结合其颈部瘿肿、烦躁易怒、双眼突出、多食易饥、消瘦乏力，心慌等临床表现，与《诸病源候论》中首提之"瘿病"最为类似，临床也常参照瘿病辨证论治。

二
肝和甲状腺的关系

中医学认为，现代意义上的甲状腺属肝所主。原因主要为以下两点：

（1）生理上相互联系　甲状腺的主要功能在于分泌甲状腺激素，其对人体的作用在于促进各系统的功能、增强代谢、增加产热等。与肝五行属木相类似，木曰曲直，肝木生发因而促进机体其他系统的功能；肝主疏泄，调控气机，以促进脾胃运化作用和卫气之温分肉，肥腠理，司开阖的作用。同时，肝经"循喉咙之后，上入颃颡。"过瘿脉（即现代医学所谓之甲状腺）所在部位，对其功能起到至关重要的调控作用。

（2）病理上相互影响　若甲状腺功能亢进，即现代医学所谓之甲亢，则表现为高代谢状态。肝行主动，若肝木被郁日久，则化火生热，即一派火热之象，可见瘿肿、眼突、震颤、恶热多汗、心悸易怒，多食消瘦等临床表现。

三
病因病机

本病以内伤虚损为主，故多缓慢发病。病理性质主要为本虚标实，即以肝肾阴虚或气阴两虚为本，气滞、痰结、火热、阳亢、血瘀为疾病之标。病位主要在瘿脉，属肝所主，与心、脾胃、肾关系密切，具体病因主要如下。

禀赋不足：肾阴素亏，水不涵木，肝火偏亢，煎液成痰，上结于瘿脉；或肾阳素亏，命门火衰，气不化津而饮化为痰，沿经络上结于瘿脉，导致水火有偏，阴阳失衡而生本病。

七情内伤：多由精神创伤或郁怒不解，恼怒不止，致使气机郁滞，肝失疏泄，郁而化火，煎津为痰，火气上炎，痰随火升，循经上逆，结于瘿脉，侵犯心神，扰动营阴而发为本病。

饮食不节：过食酒热肥甘，则脾胃受伤；水湿不化，化饮成痰，随逆气上犯，搏结于颈前瘿脉而致本病。

房劳伤肾：房劳太过，烦劳不止，或久病不复等，均能造成肾精损伤；水亏不能制火，相火旺盛，灼津为痰，上犯于瘿脉，结聚而发为本病。

外邪侵袭：六淫邪气，或疫戾之气，或长期接触有毒之物，外邪自口鼻咽喉或从皮毛、玄府而入，内伤脏腑，上犯瘿脉，为痰为瘀，结聚而成本病。

本病在发病的过程中，由于正邪消长的变化，病机转化亦随之而发生相应的改变。主要体现在虚实的转化。起病之初，以肝肾阴虚、肝阳偏亢、虚火上炎为主；日久，火热邪气煎烁津液，则化痰成瘀，内阻气血，而成痰气凝结，肝胃火旺之证；痰、火、气、瘀之邪，日久不散，耗气伤阴，内损正气，又变生气阴两虚之候。故初病为虚，久而虚实夹杂，以实为主；晚期又以本虚为主。

临床表现

甲状腺功能亢进症是甲状腺激素分泌过多，因此，临床上大多表现为高代谢状态，多以瘿肿、眼突、震颤、恶热多汗、心悸易怒，多食消瘦为主要表现。具体而言，瘿肿，位于颈前结喉两旁，轻度肿大或中度肿大，对称，柔软光滑，无压痛，皮色不变，随吞咽上下移动；眼突，双眼如怒状突出，眼裂增宽，眼球和眼胞活动不协调；震颤，主要表现为手舌及眼睑呈细小震颤，尤以精神紧张、活动及疲劳后显著。恶热多汗，患者恶热喜冷，静止时亦多汗，动则益甚，以手掌、颜面部、颈前、腋下等处明显，伴皮肤潮红湿润。心悸易怒，休息时亦自觉心悸不宁、脉数，动则加剧，烦躁易怒，多言多动，伴失眠多梦；多食消瘦，患者多食易饥，形体消瘦。

中医学认为，本病多由情志所伤，起病缓慢，首发症状多有情绪不安、烦躁易怒、心悸气短等肝气郁结或心神不宁之征象；继而肝郁化热，肝火引动胃热，出现多食易饥，形体消瘦等症；此后，肝郁，气血津液运行不畅，出现痰气凝结，即表现为颈前肿大，双目突出；日久则热邪耗伤气阴，出现神疲乏力、潮热自汗、大便溏稀等表现，久病阴虚火旺，津液枯涸，筋失濡润，即出现手舌震之阴虚风动的证候。临床时上述诸多病变并非单一出现，而常常多证并见。

五

治疗

1 药物治疗

中医学认为，甲状腺功能亢进症多属于肝郁化火，损伤气阴，因此临床上多采取疏肝解郁、清热降火、补气养阴等法，因其易致颈前肿大，因此还需使用消积散结之法。

(1) 疏肝解郁 常用柴胡、香附、合欢皮、青皮、川芎等药物。

(2) 清热降火 常用龙胆、夏枯草、菊花、黄芩、栀子、淡竹叶、蒲公英、知母等药物。

(3) 补气养阴 常用生地黄、玄参、麦冬、石斛、山药、熟地黄、泽泻、白术、茯苓、炒白芍、黄芪等药物。

(4) 消积散结 若为血瘀则多用桃仁、红花、三七、赤芍、川芎、蜈蚣等药物；若为痰凝，则多用浙贝母、白芥子等药物；若日久，则选用生牡蛎、醋鳖甲、龟板等软坚散结之品。

(5) 临证加减 张仲景在《伤寒论》中提及针对某一疾病的变证，不能恪守原法，应根据患者临床表现，灵活加减化裁，即《伤寒论》中第16条所言"观其脉证，知犯何逆，随证治之。"

大便秘结者加大黄、瓜蒌、柏子仁、厚朴等通下肠腑；

月经量少或闭经者加桃仁、红花、泽兰、鸡血藤、当归、茜草等活血通经；

颈前有压迫感者加三棱、莪术、半夏、山慈菇、桔梗、升麻、夏枯草等散结消瘿；

不思饮食、胃胀、腹胀者加枳壳、藿香、陈皮、佛手、神曲、山药等燥湿理气除满；

水肿明显者加防己、玉米须、车前草、赤芍、猪苓等淡渗利湿；

心悸胸闷者加炙甘草、丹参等温通心气；

面色苍白者加党参、川芎等活血益气；

腰酸不适者加杜仲、桑寄生、牛膝、淫羊藿等补肾壮腰；

反应迟钝者加生地黄、黄精、石菖蒲、枸杞子、赤芍等益肾醒脑开窍；

皮肤干燥者加地骨皮、丝瓜络、枸杞子、仙鹤草、生地黄等滋阴润肤；

毛发稀疏者加桑椹、女贞子、肉苁蓉、何首乌、黄精、川芎等补肾益气生发；

痰火郁结明显加黄连、黄芩、茯苓、陈皮、竹茹、全瓜蒌、浙贝母、桔梗、枳实等清热化痰；

肝郁化火之证明显加柴胡、黄芩、白芍、枳实、龙胆、栀子、赤芍、牡丹皮、川楝子等清肝泻火；

火热伤阴，阴虚阳亢加生龙骨、生牡蛎、珍珠母、磁石、生地、熟地、玄参、白芍等滋阴潜阳；

阴损及气，气阴两虚者可加用黄芪、党参、太子参、麦冬、五味子、沙参、生地黄等补气养阴。

2 中医适宜技术

(1) 针刺治疗 针刺治疗甲状腺功能亢进症及甲亢性眼病是在脏腑和经络辨证基础上，通过循经取穴与局部取穴，运用不同的补泻手法调节脏腑功能、益气养血以治其本；疏通经络、活血化瘀、明目消肿治其标。标本兼治减少复发，对甲状腺肿大、突眼疗效尤其明显。临床可选用主穴三阴交、内关、足三里、水突等。

三阴交为足三阴经交会之处，健脾和胃、滋肾养阴、行气活血、疏经通络，主治阴虚诸症，与太溪合用壮水之主，且可改善人体内分泌水平。

内关是手厥阴心包经络穴，别络心经，又属八脉交会穴，善治胃心胸疾患和神志病，如心律不齐、心神不宁等，与间使合用清心火、平肝木。

足三里为人体强壮要穴，补中益气、燥化脾湿，主治胃肠病及虚劳羸瘦诸症，针对甲亢之标实本虚。

水突穴属近部取穴，归足阳明胃经，在人迎与气舍连线中点，甲状软骨外侧，在此发挥其近治作用，散结行瘀。诸穴合用，既补本虚，又清标实。

针刺治疗甲状腺功能亢进性眼病最常用腧穴为风池、上天柱、合谷、三阴交、攒竹、阳白。

风池属足少阳胆经，胆经起于目外眦，风池益气祛风可治疗头面五官病包括多种目疾。

上天柱位于天柱穴上五分处，从神经解剖学角度来看，上天柱穴位于枕大神经干上，而枕大神经的走行正是由颈部经头顶至眼区的，针刺上天柱穴可使"气至"眼区。

合谷为手阳明大肠经之原穴，长于清泻阳明之郁热、疏解面齿之风邪、通调头面之经络，是治疗热病及头面五官疾患之要穴、调理人体气机之大穴。

阳白属足少阳胆经和阳维脉之会，在瞳孔直上，眉上1寸，主治头目疾患，属治疗眼疾的近部取穴。

针对临床上患者不同的证型，可进一步加减针刺处方，如肝郁火旺者加曲泉、期门等；心悸加心俞、厥阴俞、心平(少海穴下1寸处)；多汗加复溜；失眠加心俞、神门；突眼加耳上阿是穴(耳尖直上入发际约1寸处)、光明；月经不调加血海、阴陵泉。

(2) 艾灸治疗　《医学入门》中记载："凡病药之不及，针之不到，必须灸之。"现代临床和实验研究表明，艾灸具有镇痛、改善血液循环、调整代谢紊乱、调整脏腑功能、扶正祛邪的作用。故临床上面对甲状腺功能亢进的患者，根据其临床表现，审证求因，配合艾灸治疗可提高临床疗效。主要选择大杼、风门、肺俞、风府、大椎、身柱、风池等穴为主，再根据患者的具体证候选择配穴。主配穴结合分为两组，两组交替使用。每次每穴7～10壮，至局部皮肤红晕，药气温热透达深部为度。每天或隔天1次，10次为1个疗程。除一般的艾灸治疗之外，子午流注灸法治疗瘿证也被临床证实具有良好疗效。

(3) 耳穴及耳针治疗　耳属人体宗脉汇聚之所，与机体经络具有密切关联，当机体处于病理状态时，邪气往往可随人体经络网侵袭各脏器。耳穴压豆可调节周身经络气血运行，促进身体各组织的自我修复，能有效消除疲劳、调节情绪，又能增强人体气血。临床上通常选取神门、交感、皮质、心、肾、肝、垂前、耳背心。操作：用探棒按压所取穴位，找出最敏感点，将王不留行籽耳贴或揿针埋于其点，即按压1.5min，刺激强度以患者感酸胀、麻木、灼热，能耐受为度，嘱患者每日睡前按压1次，隔天1次。

(4) 穴位注射治疗　现代研究表明，穴位注射针对甲亢所致的心神不安具有良好的治疗效果。甲状腺功能亢进大多表现为高代谢状态，中医学上属"阳证"，阳邪偏亢易扰动心神，故需要养心安神定悸，临床常选择内关、心俞、至阳，配胸椎3～5(C3～C5)；若合并甲状腺肿大，可取局部阿是穴进行穴位注射；此外，根据临证中患者的不同，气虚心悸者取气海、足三里；血虚心悸者取脾俞、膈俞、太溪；痰多心悸者取尺泽、肺俞、丰隆；血瘀心悸者取郄门、血海、膻中。每次取4个穴位，交替使用。

六

临证医案

1 病案一

患者，男，16岁，2022年12月19日初诊。

【主诉】乏力、情绪急躁6年余。

【现病史】6年前无明显诱因下出现全身乏力，伴情绪急躁易怒，体重下降约10kg，遂就诊于河南商丘人民医院，确诊为甲状腺功能亢进症，予甲巯咪唑2粒，每日3次，后患者长期服用，其间多次调整用药方案，但未规律服药。一年前患者自觉症状控制较好，自行停药，后未规律检查及就诊。1月前就诊于我院，监测甲状腺激素FT3、FT4明显升高，TSH明显降低（具体不详），予硒酵母+甲巯咪唑调理，患者仍未规律用药。现患者为求中医治疗，来我科就诊。病程中，患者周身乏力，心慌手抖，情绪急躁，多思多虑，颈部肿大，夜寐欠佳，二便尚调，近期体重未见明显减退。舌质红，舌尖尤甚，苔薄黄，脉细数。

【诊断】中医诊断：瘿类病（心肝火旺证）；西医诊断：甲状腺功能亢进症。

【治法】泻肝降火，清气安神。

【处方】

① 甲巯咪唑乳膏：0.1g，外用，每日1次。

② 中药处方

生地黄20g，夏枯草10g，金银花12g，牡丹皮15g，蒲公英30g，葛根15g，菊花20g，生石膏30g，知母15g，墨旱莲12g，虎杖12g，茯神15g，淡竹叶12g，熟地黄20g，酒黄芩15g。21剂，水煎服，一日2次，早晚分服。避风寒，畅情志，节饮食，慎起居。服中药期间禁食萝卜、绿豆、浓茶、咖啡。定期复查甲状腺功能。

【二诊】2023年1月9日，患者诉仍有周身乏力、心慌、手抖，颈前肿大及情绪急躁较前稍好转；复查肝功能TSH<0.0025mIU/L，FT3

7.86pmol/L。查体：舌质红，苔薄黄，脉细数。甲巯咪唑乳膏0.1g，每日1次；中药去茯神、熟地黄，加醋郁金15g，茯苓15g，21剂，水煎服，一日2次，早晚分服。

【三诊】2023年1月30日，患者诉仍有乏力，心慌、手抖、颈前肿大、情绪急躁较前明显好转。查体：舌质红，苔薄黄，脉细数。甲巯咪唑乳膏0.1g，每日1次；中药二诊方加柴胡15g，醋香附15g，21剂，水煎服，一日2次，早晚分服。

【四诊】2023年2月20日，患者诉乏力仍未缓解，余症状较前明显好转。查体：舌质红，苔薄白，脉细数。甲巯咪唑乳膏 0.1g，每日1次；中药三诊方去虎杖、牡丹皮，加生黄芪30g，炒白芍15g，炙甘草8g。

【五诊】2023年3月13日，患者诉现无明显不适，纳食可，夜寐安，二便调。查体：舌质淡红，苔薄白，脉细数。原西药续用，中药暂停，嘱患者定期监测甲状腺功能、甲状腺彩超。

【按语】本案中，患者为少年男性，正值高中阶段，学习压力较大，且平素患者自诉多思多虑，因此易肝气不舒，而致肝郁气滞。患者慢性病程，其间未规律治疗，肝郁气滞日久，气郁化火；同时，病程日久，母病及子，肝火引动心火，结合患者舌脉及临床表现，虽有火盛缓慢煎灼人体阴液，但虚火不盛，因此辨证为心肝火旺证。体内心火偏亢，则易扰动心神，则急躁易怒，心慌，夜寐欠佳；耗伤正气，则见周身乏力；病位在肝，病性为火，煎灼阴液，肝阴受损，肝主筋，因而不能濡养筋肉，故见手抖。

作者审证求因，从肝脏进行辨证论治，对于本案患者，肝郁和火热并见，以火热为著，故先清其火热。此外患者虽有周身乏力，但不宜妄投补药，恐其闭门留寇。因此先用夏枯草、金银花、牡丹皮、菊花、蒲公英、酒黄芩等一派寒凉之药清心肝火热，以治其主证。再佐以石膏、知母清热养阴；生地黄、熟地黄、墨旱莲滋阴降火；虎杖、淡竹叶引火热从小便外出；茯神宁心安神。诸药合用，共奏清肝降火，理气消瘿之功。二诊，患者诸火热证候较前好转，唯心慌、手抖未见改善，故去滋腻之熟地黄；去茯神，改用茯苓，增强其引热从小便下行之意；加清心之郁金，助茯苓以宁心，醋制引药入肝经，兼清肝热。三诊，患者诸热证进一步缓解，故进一步治疗郁火之本——即肝气郁结，加柴胡、醋香附疏肝理气解郁，以消除基本之本。四诊，患者热证未见加重，在缓解肝气郁滞后，进一步补益此前因郁火而耗伤之气血，故加生黄芪、炒白芍、炙甘草以补气益血，同时炙甘草调和全方补泻药性。该患者为少年男性，易肝气郁结，但患者就诊时表现而言，以火热为主，故治疗过程中，并未一开始即疏理肝气，而是清因肝气郁结而化热之火；待主证缓解后再进一步疏肝理气；最后患者邪气已去之时，再行补药，不致助邪生热。

2 病案二

患者，女，45岁，2023年1月3日初诊。

【主诉】心慌手抖8年余，加重伴体重下降3月余。

【现病史】患者自8年前无明显诱因下出现心慌手抖，情绪紧张时明显加重，一直未予重视，后患者在2020年因胚胎发育停止检查时发现甲状腺功能亢进，未规律服用甲巯咪唑进行治疗。3月前患者体检时发现体重较前明显下降（约5kg），甲状腺功能提示：TSH 0.002IU/ml，FT3<30.8pmol/L，FT4 84.5pmol/L，甲状腺彩超提示：甲状腺弥漫性病变伴肿大；余检查未见明显异常。近3月来患者在家中监控体重发现约下降3kg，现患者为求进一步诊治，遂来我科门诊。病程中患者心慌手抖、体重下降、偶有恶心呕吐，易发脾气，自觉发热、汗出明显，纳食可，夜寐一般，二便调。月经量偏少，色暗。舌质红，苔薄黄，脉细数。

【诊断】中医诊断：瘿类病（肝郁化火，气阴耗伤证）；西医诊断：甲状腺功能亢进症。

【治法】疏肝泻热消瘿。

【处方】

① 普萘洛尔 10mg，口服，每日3次。

② 甲巯咪唑乳膏 0.1g，外用，每日1次。

③ 中药处方

炙黄芪30g，五味子10g，太子参15g，浮小麦15g，生地黄20g，夏枯草10g，金樱子12g，牡丹皮12g，泽泻12g，玉米须20g，炙甘草8g，柴胡15g。21剂，水煎服，一日2次，早晚分服。避风寒，畅情志，节饮食，慎起居。服中药期间禁食萝卜绿豆，浓茶咖啡。定期复查甲状腺功能。

【二诊】2023年1月24日，患者诉近期体重较前增加，心慌手抖、恶心呕吐等症状也有缓解，情绪一般，纳食可，夜寐安，二便调。月经量少，7日净，无痛经，有少许血块；甲状腺功能示：TSH<0.0025IU/ml，FT3 7.86pmol/L。舌质红，苔薄黄，脉数。甲巯咪唑10mg口服，每日3次；普萘洛尔10mg，口服，每日3次；中药前方去金樱子，加茺蔚子12g，炒白芍15g，枸杞子20g，全当归12g。

【三诊】2023年2月14日，患者诉近期心慌手抖较前明显好转，现已无恶心呕吐，纳食可，夜寐一般，难以入睡，无汗、口渴，近期月经正常；甲状腺功能示：TSH<0.0025IU/ml。舌质红，苔薄白，脉数。甲巯咪唑10mg，口服，每日3次；普萘洛尔10mg，口服，每日3次；中药二诊方加莲子心12g，炒黄芩12g，茯苓15g，茯神15g。

【四诊】2023年3月7日，患者目前诉所有症状均较前明显好转，无明显不适。原西药续用，中药暂停，嘱患者定期监测甲状腺功能、甲状腺彩超。

【按语】本案中，患者为中年女性，平素易发脾气，故素体肝火旺盛，加之曾有胚停史，因此导致肝气郁结，日久迫使热邪津液外泄，则汗出明显；汗出过多，损伤阴液，肝阴不足，不能濡养筋脉，故见手抖；

肝火扰动心神，因而心慌；肝火上逆，引动胃气，则恶心呕吐；气随汗出，人体精微受损，故近期体重下降。

宗前人"少年补肾，中年调肝，老年治脾"之说，从肝论治本病，患者素有肝气郁结，肝火旺盛，现迫使津液外泄，因而先固其表，再清其热。使用炙黄芪、五味子、太子参、浮小麦、金樱子取生脉散、牡蛎散、玉屏风散之意，意在益气固表止汗；同时使用夏枯草、牡丹皮清肝泄热；泽泻、玉米须导热从小便而出；柴胡疏肝退热；生地黄养阴生津，以补充伤损之阴液；全方固表与泻热并行，故加炙甘草调和诸药。二诊患者诉诸症较前明显好转，月经量少，为热伤肝阴，肝无血可藏，故用炒白芍、全当归合原方中生地黄，取四物汤之意，调养肝血；再用枸杞子补益肝肾；最后用茺蔚子活血通经。三诊患者诉夜寐一般，入睡困难，为肝火损伤心神所致，故治以茯苓、茯神养心安神；莲子心、炒黄芩清心泻火。

经验总结

甲状腺功能亢进症一病，责之于肝。肝气郁结为先，继而气郁化火，进一步火盛伤阴、阴虚火旺，然后损伤津液、耗伤正气，最终发为本病。发病后，肝气郁结之实热与气阴不足之虚火进一步消烁肝血肾精，发为亡阴之症（即现代医学所谓之甲亢危象）。因此在临床诊疗过程中，宜根据患者病情，采取疏肝解郁以开其先，清热降火以继其后，补气养阴以善其虚，益气固脱以救其阴。

常用单药：夏枯草。中医学认为，夏枯草味苦、辛，性寒，归肝、胆经，有清肝泻火、散结消肿的功效，为古代治疗瘿病的要药之一。历代医家对夏枯草可消瘿病均有着不同的记载，如《本草纲目》中提到夏枯草可"解内热，缓肝火"。《本草求真》之"散结解热，能愈一切瘰疬湿痹"，均对夏枯草之散结消肿功效做出了详细的阐述。现代研究也表明，夏枯草较常规治疗组能显著升高甲状腺功能亢进病人中TSH水平，降低FT3、FT4水平，具有显著的免疫调节作用。临床使用夏枯草，既取其散结消肿之效，又用其引诸药入肝经之功，还借其寒凉之性清由于肝气郁结所致之火，可谓一举多得。

八 摄生调护

本病的转归主要取决于禀赋体质的强弱、治疗的正确与否、正气的盛衰。初病为虚，若及时中西医结合治疗，一般可及早达到临床治愈。若日久迁延失治、误治，正气耗散，虚邪留滞，则转化为虚中夹实，虚邪互结，如油入面，难解难消；此时若诊治得当，精心调护，亦可正复邪退而使病情稳定，乃至痊愈。若病情迁延失治，延续数年至数十年者，正虚日甚，虚不受补，形气脱失，气短难续，神昏萎靡，尿少浮肿，脉微欲绝，真元耗竭，十难救一，预后凶险。

具体而言，日常生活可从如下几个方面进行调护：

（1）饮食 甲亢患者基础代谢增强，平时消耗大，应保证热量供应。平时宜给予高热量、高维生素、高蛋白及矿物质丰富的饮食。主食应足量，可以增加奶类、蛋类、瘦肉类等优质蛋白；多摄取新鲜蔬菜和水果，以补充维生素；鼓励病人多饮水，每日饮水2000～3000mL以补充出汗、腹泻、呼吸加快等所丢失的水分，但对并发心脏疾病患者应避免大量饮水，以防止因血容量增加而加重水肿和心力衰竭。除此之外，甲亢患者应注意以下饮食禁忌：禁止摄入刺激性的食物及饮料，如浓茶、咖啡等，以免引起病人精神兴奋；减少中粗纤维的摄入，以减少排便次数；避免进食含碘丰富的食物，应食用无碘盐，忌食海带、海鱼、紫菜；慎食卷心菜、甘蓝等易导致甲状腺肿的食物。

（2）运动 甲亢患者应适当增加体育运动，如太极拳、养气功、升降调息功等，因为运动可以帮助改善患者的生活质量，保持良好的肌肉张力，保护心血管系统，降低患者食欲。另外，负重运动还可以有效维持Graves病患者的骨密度。从中医角度而言，运动可以移情易性，以达"变精化气"之功，从而增强正气。

（3）**生活方式** 甲亢患者应规律作息，戒烟戒酒，不宜熬夜，减少用眼，少看手机、电视等，佩戴有色眼镜保护眼睛免受太阳和风的侵袭，使用滴眼剂减轻眼干和眼睛瘙痒。

（4）**情绪调控** 甲亢患者应控制情绪，不宜争吵、生气、激动，家人及朋友应对患者予以理解，避免对患者精神刺激。

（5）**观察病情** 有目的地观察瘿肿、眼突出症、手舌震颤、心脏状况、烦躁易怒、善饥消瘦、多汗怕热、尿便及意识等变化，进而视其病情的进退，改进治疗措施。

本病主要由于先天禀赋不足，后天所伤，造成瘿脉失养，脏腑气血亏虚而成，其预防主要有以下几点：

① 认真做好产前检查，指导孕妇进行围产保健，优生优育，还要避免近亲结婚。

② 进行药物预防，体质虚弱之人，可以适当选用八味肾气丸、六味地黄丸、玉屏风散等药服用，既能补虚益损、强壮正气，又可防止外邪入侵，防患甲亢之病。

③ 调情志，戒愤怒，除烦恼，勿忧思，避免劳恐惊吓，提高心理承受能力，移情易性，使气血冲和，经脉调畅，则绝气、火、痰致病因素，自无瘿瘤之患。

④ 起居有常，生活规律，顺应自然，适时增减衣物，根据自身情况，选练太极拳、游泳、田径、体操、球类等体育锻炼，均能增强体质，提高抗病能力。

此外，一些药物也可引起或加重本病，应当慎重使用。

第三节　从肾论治甲状腺功能减退症

概述

甲状腺功能减退症，简称甲减，是指由于不同原因引起的甲状腺激素缺乏或生物效应不足，以机体的代谢和多系统功能减退为特征的一组代谢紊乱综合征。按起病年龄可分3型。功能减退始于胎儿或新生儿者称克汀病或呆小症；起病于青春期发育前儿童病者称幼年型甲状腺功能减退症；起病于成人者为成年型甲状腺功能减退症。病情严重者可引起黏液性水肿，进一步发展可引起黏液性水肿昏迷。

甲状腺功能减退症按发病部位可分为原发性（甲状腺性）甲状腺功能减退症；继发性（垂体性）甲状腺功能减退症；第三性（下丘脑性）甲状腺功能减退症及外周组织对甲状腺激素作用抵抗。随着促甲状腺激素（TSH）检测方法的不断改进（第三代TSH测定），亚临床甲状腺功能减退症的检出率得到很大程度的提高，其特点是血中的TSH水平升高而甲状腺激素水平正常。

甲状腺功能减退症的发生率因地域与种族的不同报道差异较大。女性占7.5%左右，60岁以上妇女发病率可达16%。

在中医学中，甲减虽没有明确的病名，但根据病变部位及临床症状可宏观地将其归属于"瘿病""水肿""虚劳"等病名。《黄帝内经》中将甲状腺肿物称为"瘿",因此可将甲减等症称为"瘿病(虚损症)"。其病因多与水土失宜、先天体质、后天饮食及情志内伤等相关。瘿病的记载,最早可追溯到战国时期,而隋代《诸病源候论》提出的血瘿、肉瘿及气瘿,是瘿病最早的分类,并阐述了瘿病的病因主要与水土因素和情志内伤有关。水肿在《内经》中被称作"水",《素问·至真要大论》有述:"诸湿肿满,皆属于脾。"《素问·汤液醪醴论》在治疗中提出"平治于权衡,去宛陈莝……开鬼门,洁净府"的调整原则。《素问·通评虚实论》将虚劳概括为"精气夺则虚"。汉时张仲景在《金匮要略》首言虚劳之病名,分阳虚、阴虚、阴阳两虚三类,介绍"诸不足"的病因可为食伤、忧伤、饮伤等引起,及相应的治疗原则对后世启发很大。

肾的生理功能与甲状腺功能减退症

1 肾藏精

何梦瑶《医碥》谓:"精者,一身之至宝,源于先天而成于后天者也,五脏俱有而属于肾",甲减之病因林林总总,然其病机关键在于肾精不足。肾精不足,则一不能化气生血,进而肾气肾阳虚衰,临床表现为面色苍白、畏寒、乏力、嗜睡等低代谢症状;二不能主骨生髓充脑,遂出现生长发育不良,关节疼痛,记忆力减退、表情呆滞、反应迟钝等症状;三不能濡耳养发调二阴,故表现为听力障碍,毛发稀疏干燥,生殖机能减退及二便失调等。肾精不足亦可致肾阴虚,故甲减患者临床还可表现出周身皮肤干燥、粗糙、脱皮屑等一系列的阴虚津亏之象。

2 肾主水

《素问·逆调论》曰:"肾者水脏,主津液。"肾阳对各脏腑的调节、对水液的蒸腾气化作用，肾阴对津液生成的促进作用以及膀胱在肾的主司下对尿液排泄的控制使得肾主水功能得以正常运转。甲减患者可出现颜面、眼睑及四肢的水肿，盖肾主水之功能失于调控，水液代谢异常。

3　肾主纳气

林珮琴《类证治裁·喘证》云："肺为气之主，肾为气之根。"肾主纳气赖于肾气的封藏作用及肾中精气的充盛，肾气封藏失职，或肾精不足，吸入之清气不能下纳于肾，则出现喘息气短、呼多吸少等症。甲减患者因黏液性水肿、肥胖以及循环系统功能减退等综合因素引起呼吸急促、胸闷气短、咳喘等症状，甚至发生呼吸衰竭，盖肾主纳气功能失常。

病因病机

甲减的病因多由先天禀赋不足，胞胎失养，或后天积劳内伤，久病失调，加之饮食不节、情志不遂等所致。该症的基本病机多因肾阳虚或脾阳虚、心阳虚所致，病位多在肾脾心肝四脏处病发。临床中以神疲乏力、怕冷惧寒、四肢不温、男女不育不孕、元气亏损，表现出虚寒、肾阳虚、脾肾阳虚、心肾阳虚等症。中医学认为甲减之本在于阳虚，其标为瘀血痰浊，其象为痰浊黏液性水肿。肾阳不足会引起机体长期阴寒，血行瘀滞，运化水湿而生阴邪于身。同时肝气不畅，痰气瘀积交阻于颈部，而形成"瘿肿"之象。病位涉及肾、脾、心、肝。其中尤以阳虚为甚。

中医学认为，肾主藏精，又为先天之本，主脏腑气化与生长发育生殖，有主司体内水液代谢的效力。《素问·水热穴论》谓："肾何以能聚水而生病？肾者胃之关也，关门不利，故聚水而从其类也，上下溢于皮肤，故为胕肿。"胕肿是水液停积聚集在体内的结果。这说明了人体水液代谢与肾的关系，因此凡属人体水液代谢失调，中医学均属肾病。另一方面，脾属后天之本，肾属先天之本，脾主导运化水液，肾属主水之脏，脾肾的关系在水液代谢方面相互促进，二者又相互影响。本病的基本病机为脾肾阳虚，或兼心阳不足，肾之元阳不足，故见神疲乏力，毛发脱落，畏寒肢冷，记忆力减退等症状。脾阳亏虚，化生乏源，后天不能滋养先天，又会加剧肾阳亏损。

　　脾主肌肉，脾阳不足则会出现肌肉疼痛、乏力等症状。若出现心阳不振，可见心悸，心动过缓等症状。脾肾阳虚，阳虚水泛，则出现尿少、水肿；气化不利，开阖失司，水湿停滞，聚液成痰；阳气虚衰，无力推动津血运行，或情志不遂，肝失疏泄，则水湿、痰饮、瘀血等病理产物留滞周身，见眩晕、精神萎靡甚至神智昏蒙。本病总属阳虚为本，痰饮、瘀血为标之本虚标实之证，病位责之心、肝、脾、肾。

临床表现

本病发病隐匿，病程较长，不少病人缺乏特异症状和体征。症状主要表现以代谢率减低和交感神经兴奋性下降为主，病情轻的早期病人可以没有特异症状。典型病人可有表情呆滞、反应迟钝、声音嘶哑、听力障碍，面色苍白、颜面和（或）眼睑水肿、唇厚舌大、常有齿痕，皮肤干燥、粗糙、脱皮屑、皮肤温度低、水肿、手（脚）掌皮肤可呈姜黄色，毛发稀疏干燥，跟腱反射时间延长，脉率缓慢。少数病例出现胫前黏液性水肿。本病累及心脏可出现心包积液和心力衰竭。重症病人可发生黏液性水肿昏迷。

　　除前面所述低代谢综合征的临床表现外，还可影响到皮肤及其附件、眼部、口咽部、甲状腺、呼吸系统、血液系统、泌尿系统、神经系统、心血管系统、消化系统、生殖系统、骨骼肌系统及物质代谢异常，如低血糖、高脂血症。

五

治疗

1 肾阳虚证

肾为先天之本，肾阳为元阳之本，对人体的作用与甲状腺激素相仿，因此肾阳虚会导致甲状腺激素生成不足或作用减弱，形成甲减，临床主要表现为畏寒、面色白、腰膝酸冷、舌淡苔白、尺脉沉细或沉迟等。针对此证以右归丸加减，常用熟地黄、鹿角胶、山药等温肾助阳，发现可有效减少外源性甲状腺激素的补充量，防止病情进一步发展。先以肾气丸加减，在治本的同时，予以健脾及活血的药物，标本同治，对改善甲减症状、提高生活质量十分有效。研究表明右归丸与补充外源性甲状腺激素作用相当，可改善肾阳虚损状态。研究表明肾气丸可通过调节内分泌轴的抑制状态，使甲状腺激素水平得到提升。由此可见，针对此证，经方通过温肾助阳，可有效激发甲状腺激素的合成与释放，保护现有甲状腺功能，值得在临床中推广。

2 脾肾阳虚证

肾阳虚日久，肾虚及脾，致脾肾两虚，临床常见面浮苍黄、嗜睡倦怠、苔白薄腻、脉弱无力等。针对此证，陈如泉采用理中汤合肾气丸加减，治疗后患者形寒肢冷、神疲等症状改善明显，且可以促进气血、阴阳相互转化。倪青认为脾肾阳虚是甲减发病的核心病机，治疗应当注重温阳健脾利水，临证多选温阳健脾利水方或藿朴夏苓汤加减，治疗后不仅能缓解临床症状，同时能延缓疾病进展，保护残存甲状腺功能。因此，当病程发展至此期，只要重视脾肾同调，先后天相互滋补，就可以有效顾护甲状腺功能。

3 阳虚水泛证

脾肾阳虚日久，温化、蒸腾作用减弱，水饮上凌于心肺，症见心悸、怔忡、四肢厥冷等。冯建华以苓桂术甘汤、生脉散加减，重视标本兼治，对兼有血瘀者，加三棱、莪术，伴甲状腺肿大者，予夏枯草、半夏，在刺激甲状腺激素分泌与合成及缓解甲减症状方面效果显著。张美珍等认为甲减发展至中期时，主要为肾阳衰微、阳虚水泛，予以五苓散治疗，通过温阳化气利水，可有效缩短病程，缓解症状，增强甲状腺功能。药理学研究表明五苓散具有利尿、降压、保护肾脏、调节机体代谢的作用，被广泛应用于内分泌系统疾病的治疗。因此，阳虚水泛，主要与脾、肾相关，通过温补脾肾、助阳利水，不仅能缓解症状，同时可改善甲功指标，促进疾病向愈。

4 阴阳两虚证

甲减病情迁延不愈，病至后期，阳损及阴，可见阴阳两虚，症见畏寒蜷卧、小便清长或遗尿、口干咽燥等。白鹤玲等以右归饮加减，滋阴、温阳共进，方中多用鹿角胶、熟地黄、菟丝子等，可明显改善患者症状、提高免疫力；陈霞波在全面认识此病病因病机的基础上，自拟复方二仙汤，药用六味地黄丸加淫羊藿、仙茅、墨旱莲、女贞子，以调和阴阳、补益气血，发现此方对于患者症状的控制十分有效，同时通过整体调节，可有效增强体质、提升抗病能力。因此，当阴阳共损时，通过阴阳双补，阴中求阳、阳中求阴，培元固本，可在缓解症状的同时，提高免疫力，改善预后。

六

临证医案

1 病案一

潘某某，男，50岁，2022年3月5日初诊。

【主诉】眼睑，下肢浮肿4年余。

【现病史】患者4年前无明显诱因出现上症，未系统治疗，近2年体重增加20kg。现症见：眼睑，下肢浮肿，乏力，腰膝酸软，畏寒肢冷，急躁易怒，纳寐可，夜尿多，每日3～4次，大便溏。舌质暗，苔白腻，脉沉细。甲状腺功能：FT4<0.3pmoL/L，FT3<0.4pmoL/L，TSH>100μIU/mL，TPOAB>600IU/mL，TGAB>4000IU/mL；血脂：TG12.05mmoL/L，TC11.9mmoL/L，HDL-C1.01mmoL/L，LDL-C4.46mmoL/L。

【诊断】中医诊断：水肿（脾肾阳虚证）；西医诊断：桥本氏甲状腺炎（甲减）。

【治法】温中健脾，扶阳补肾。

【处方】

①予优甲乐50μg，每日1次，早餐前半小时口服。

②中药予补中益气汤加减治疗，药用：黄芪20g，炙甘草10g，白术10g，陈皮6g，党参15g，柴胡6g，升麻6g，补骨脂30g，枸杞子15g，仙茅15g，益母草30g，菟丝子15g，巴戟天15g，酒女贞子15g，淫羊藿15g，大腹皮30g，茯苓10g，红曲15g。7剂，1日1剂，早晚分服。

【二诊】2022年3月12日，患者乏力症状有所改善，眼睑浮肿较前稍减轻，夜尿次数少于2次。舌暗红，苔薄白滑，脉沉。中药予前方减益母草，加枳壳20g，厚朴20g，10剂，1日1剂，早晚分服；优甲乐剂量加至75μg，每日1次，早餐前半小时口服。

【三诊】2022年3月26日，患者复查甲功三项：FT4 4.99pmol/L，FT3 3.44pmol/L，TSH78μIU/mL；血脂：TG1.99mmoL/L，TC5.25mmoL/L，HDL-C0.88mmoL/L，LDL-C3.20mmoL/L。乏力，畏寒肢冷症状缓解，眼睑、下肢浮肿较前明显减轻，大便成形。舌红，苔薄白，脉沉。中药二诊方减大腹皮，10剂，每日1剂，早晚分服；优甲乐剂量加至100μg，每日1次，早餐前半小时口服。

【按语】本例患者素体虚弱，脾肾阳虚，阳虚水泛，故见眼睑、下肢浮肿；脾主肌肉，脾胃虚损，气血生化乏源，不能荣养肌肉，故见乏力；肾阳亏损，肾中精气不足，故腰膝酸软；阳气虚衰，失于温煦，则畏寒肢冷；肾失于固摄，故夜尿多；患者急躁易怒，肝郁脾虚，故大便溏稀，结合舌脉，考虑为水肿病之脾肾阳虚证，治以温中健脾，扶阳补肾。初诊以补中益气汤加仙茅、菟丝子、巴戟天等强化补脾益肾，茯苓、大腹皮等利水渗湿。二诊加枳壳、厚朴行气利水活血。三诊患者阳虚水泛较前缓解，减大腹皮。在整个治疗过程中以治脾为主，兼温补肾阳，疏肝解郁，行气活血探本求源，直中病所。

2　医案二

刘某某，女，53岁，2023年12月3日初诊。

【主诉】畏寒、乏力，精神不振1年，症状加重2月。

【现病史】患者1年前无明显诱因出现畏寒、乏力，精神不振，伴脱发，其间未予重视，近2月上述症状加重，并自觉手足肿胀，为求进一步诊治遂来我院就诊。诊见：患者表情呆滞，面色㿠白，毛发稀疏，二便调，食纳差，夜寐可，舌淡胖大，苔白，脉沉细。查体：甲状腺I度肿大，质地中等，触痛（-），双手及双下肢轻度水肿；查甲功七项示：TSH64.32↑（0.27 ~ 4.2）mIU/L，FT3 4.01（3.1 ~ 6.8）pmol/L，FT4 8.73↓（12 ~ 22）pmol/L，T3 1.40（1.3 ~ 3.1）nmol/L，T4 58.87↓（66 ~ 181）nmol/L，AntiTg73.56（0 ~ 115）IU/mL，Anti-TPO10.20（0 ~ 34）IU/mL；甲状腺彩超示：甲状腺弥漫性损害。

【诊断】中医诊断：虚劳（肾阳虚证）；西医诊断：原发性甲状腺功能减退症。

【治疗】

（1）优甲乐50μg，每日1次，早餐前1小时服。

（2）中药肾气丸加味治疗，具体方药：附子2g，桂枝3g，熟地黄10g，山萸肉10g，山药15g，泽泻9g，牡丹皮9g，茯苓12g，麦冬10g，益母草12g，白术10g。共10剂，水煎500mL，早晚分服。

【二诊】2023年12月14日，患者诉乏力、畏寒较前改善，精神好转，仍感手足肿胀，诊见颜面浮肿，舌淡苔白，脉沉迟。复查甲功三项示：TSH3.77mIU/L，FT3 5.87pmol/L，FT4 16.89pmol/L，遂在前方基础上加猪苓12g，车前子10g，薏苡仁12g，继服7剂，优甲乐剂量同前。

【三诊】2023年12月21日，患者颜面及四肢水肿减轻，舌淡苔薄白，脉沉，复查甲功三项正常，嘱继服该方，至诸症全解，优甲乐剂量同前，定期复查甲功。

【按语】甲减的发生，多与先天禀赋不足、后天失养、饮食劳倦等诸多因素有关。该病病机为本虚标实。病位涉及肾、脾、心、肝等脏。尤以脾肾不足为著，治疗当以温补脾肾为大法。体质虚弱而感受寒邪，或久病耗伤脾肾阳气，或其他脏腑的虚损，均可累及脾肾两脏导致脾肾阳虚。肾为先天之本，为脏腑阴阳之根。肾气充盛是人体生长发育的原动力，其决定脏腑功能是否正常运行。肾阳对甲状腺的发育起到推动和促进作用。脾作为后天之本，气血生化之源，全身脏器的濡养皆需脾气化生的水谷精微。脾气盈满则水谷精微化生有源，脏腑得其充养则可调和；脾气亏虚，水谷精微化生不足，气血津液运行不畅，导致气滞、痰凝、血瘀。因此，脾的运化，需要肾阳的温煦蒸化，同时肾精又赖脾运化水谷精微的不断补充。脾肾为先后天之本，两脏相互依赖，以保障运化水谷精微及水液代谢功能的正常运转。该病之本为脾肾阳虚，标为气机郁滞、水饮内停、水湿内蕴等，主要治法为健脾温肾，运化水湿。同时根据临床其他兼症，随证治之。故采用肾气丸加味，如伴有胸闷，头晕，大便黏稠，苔腻，脉滑，此为痰湿内盛之证，则应加化痰降浊之品，如石菖蒲、陈皮、天南星、竹茹、苍术、厚朴等；如伴有心悸，气短，舌体胖大，脉结代或促，则应加入温阳化水、镇静安神之物，如桂枝、甘草、龙骨、牡蛎等；如伴有颈部肿大，两胁肋疼痛，善太息，易怒，舌暗苔白，脉弦，此为肝气不疏，则应疏肝理气，常加入柴胡、香附、川楝子、郁金、白芍、当归、木香等。

七

经验总结

先天禀赋无力滋养，脾肾阳气虚衰是本病的关键病机。肾为先天之本，诸身之真阴与真阳皆藏于其内，水之精气和火之精气无不以肾为主。肾所藏先天之精无以滋养周身，则生长缓慢、发育迟缓、智力水平与常人有异、脏腑功能偏低。甲减早期起病隐匿，可无特异症状，甲状腺功能检查可能仅促甲状腺激素略有增高；甲减中期阳虚症状明显，可出现畏寒肢冷、疲乏无力、嗜睡懒言、面色淡白、记忆力略减退等症状，舌质淡、苔薄白，脉弦细或缓；疾病发展至后期阳虚加重，症见畏寒肢冷、神疲气短、心悸胸痛、面色苍白、记忆力明显减退、反应迟钝、男子阳痿、女子闭经或不孕，舌淡胖、可伴齿痕，脉细弱、沉迟。治疗以补气温阳，健脾益肾为主。甲状腺功能减退症病因繁多，症状多样，单纯的西医治疗或是中医治疗都无法取得较高的患者满意度及临床疗效。因此，治疗此类疾病应当以中医与西医相互结合为主，充分发挥化合药物在快速补充甲状腺激素不足方面的优点，也结合中医药在疾病症状改善方面的独特优势。

八

摄生调护

1 定期筛查

建议在老年人或大于35岁的人群中每5年筛查1次，以便发现临床甲减患者；特别是孕期妇女、不孕症和排卵功能异常者；以及有甲状腺病家族史或个人史，症状或体检提示甲状腺结节或甲减、1型糖尿病或自身免疫功能紊乱和希望妊娠的妇女，更需筛查。对于TSH轻度增高的有心血管疾病的老年人，TPO-A阴性的患者，应密切随访，一般不需药物替代治疗；抗甲状腺自身抗体阳性（TPO-Ab阳性）者采用左甲状腺素钠（L-T4）替代治疗。

2　甲减的病因预防

呆小症的病因预防：地方性的呆小症，胚胎时期孕妇缺碘是发病的关键。散发性的呆小症，多由孕妇患的某些自身免疫性甲状腺疾病引起，明确病因进行预防。母体妊娠期服用抗甲状腺药物尽量避免剂量过大，用时加小剂量甲状腺粉制剂，并避免其他致甲状腺肿因素。

成人甲状腺功能减退的预防：及时治疗容易引起甲减的甲状腺疾病，防止手术治疗甲状腺疾病或放射性 ^{131}I 治疗甲亢引起的甲减。

3　积极防止甲减病情恶化

早期诊断，早期及时有效的治疗，是防止甲减病情恶化的关键。防止甲减愈后复发：甲减病愈后机体尚处于调理阴阳，以"平"为期的阶段，此时的饮食、精神、药膳、锻炼、药物等综合调理，增强体质提高御病能力，是病后防止复发的重要措施。

4　按时用药

本病需甲状腺制剂终身替代治疗，因此用药应遵从医嘱，按时、按量服药。注意监测甲状腺功能，维持TSH在正常值范围，根据TSH值调整用药剂量，不可随意停药或改变药物剂量，需要减量或增加药量及使用其他药物时应征得医生的同意，以免引起意外发生。

5　调理饮食

饮食以多维生素、高蛋白、高热量为主。蛋白质摄入以肝、鱼、蛋、禽类及豆制品为主。多食新鲜蔬菜、水果，以及含钙质多的奶类、鱼虾等食品，多吃海带等含碘丰富的食物。对十字花科的蔬菜，如芜菁、甘蓝菜、绿花椰菜、芥末叶、菠菜、桃、梨等，则应慎用，若症状严重，则应全面禁用，因为它们可降低甲状腺功能，同时避免食用加工及精制食品，包括白面粉及糖。

6 调畅情志

本病是机能减退性疾病，常因忧虑、情绪不安、精神紧张而症状加重。因此，甲减病人要注意调畅情志，修身养性，要遇事不怒，静心休养，常听舒缓的音乐，养成种花、养鱼、养鸟等习惯以怡情养性，安静神志，逐渐消除精神症状。家人及同事也要同情安慰、理解关心，避免直接冲突。

7 及时就诊

病人如并发严重急性感染，有重症精神症状，胸、腹水及心包积液，顽固性心绞痛、心力衰竭、黏液性水肿性昏迷，应立即送医院治疗。

第四节　从肺论治亚急性甲状腺炎

概述

　　亚急性甲状腺炎是一种与病毒感染有关的自限性甲状腺炎，一般不遗留甲状腺功能减退症。本病约占甲状腺疾病的5%，以40～50岁女性最为多见。亚急性甲状腺炎（简称亚甲炎），属临床常见甲状腺疾病之一，多由甲状腺感染病毒所致，病毒种类包括腮腺炎病毒、柯萨奇病毒、流感病毒、埃可病毒及腺病毒等，可以在患者甲状腺组织发现这些病毒，或在患者血清发现这些病毒抗体。10%～20%的病例在疾病的亚急性期发现甲状腺自身抗体，疾病缓解后这些抗体消失，推测它们可能继发于甲状腺组织破坏。

　　本病急性期因炎症导致甲状腺组织破坏，大量甲状腺激素释放入血，所以临床表现为局部炎症加甲状腺功能亢进症症状：常见甲状腺肿痛，发热，血沉加快，并见血清T3、T4升高而甲状腺吸碘功能下降的分离现象。急性期后因甲状腺功能受损则表现为甲状腺功能减退症，常见疲劳、畏寒、浮肿、体重增加，食欲减退等，血清T3、T4下降，TSH升高。西医对亚急性甲状腺炎的急性加重期治疗以减轻炎症反应及缓解疼痛为目的，主要运用非甾体抗炎药，病情严重用糖皮质激素缓解症状。而相关调查显示，非甾体抗炎药及糖皮质激素的运用不能持久预防甲状腺功能减退症的发生，且副作用大，容易使病情反复。中医药在亚急性甲状腺炎的治疗方面有其独特的优势。

在中医学中，亚急性甲状腺炎虽没有明确的病名，但可归属于中医学"瘿病""瘿痛"范畴，亚急性甲状腺炎早期多因外感毒邪，侵及胆经或情志不舒，日久伤肝，造成肝郁化火，火毒炽盛，表现出发热、疼痛、舌红、脉弦数等实热证。肝郁日久伤及脾胃，中气不足，甚至肾气受损，故亚急性甲状腺炎后期出现疲乏无力、食欲减退、畏寒怕热、舌淡、脉沉等虚证。因此，亚急性甲状腺炎急性期以清热解毒、疏肝泻火、消肿止痛为法，后期则以疏肝解郁、健脾益气、化瘀消肿治疗。

病因病机

亚急性甲状腺炎发病之本在于素体脾虚，肝火内伏；发病的关键在于外邪引动肝火，木火刑金，邪热壅肺，灼伤津液，成痰成瘀，痰瘀互结于颈项，日久成瘿。其病位主要在肺、脾，以脾虚为本，肺热为标，可涉及肝、胃等。初期多实，后期多虚，气滞、痰凝、血瘀往往伴随始终。

1 脾虚为本，肝火内伏，蓄势而发

脾为后天之本，气血生化之源，可化生营卫之气，营养、固护周身。《灵枢·师传》云："脾者，主为卫"；医圣张仲景亦云："四季脾旺不受邪"。但现代人生活节奏较快，作息不规律，饮食无节制，嗜食生冷、肥甘、厚腻之品，最易损伤脾胃。脾胃伤则气血化生无源，正气不足，卫外不固，则易感邪而发病。李东垣提出："内伤脾胃，百病由生"；张元素亦云："壮人无积，虚人则有之，脾胃怯弱，气血两衰，四时有感，皆能成积"。此外，现代人工作繁忙，生活压力大，烦劳过度或长期不良精神刺激，精神紧张、恼怒或忧思，容易导致情志

不畅，肝气郁滞，郁久化火，肝火内伏，蓄势而发。《诸病源候论·瘿候》指出："瘿者由忧恚气结所生"。

2 外邪引动，木火刑金，邪热壅肺

脾虚之人，外感温热邪毒，引动肝火，伤人最速，则起病急，传变快，病情凶险。正如温热大师叶天士所云："温邪则热变最速"。在急性发作期，外邪引动肝火，木火刑金，邪热壅肺，灼伤津液，成痰成瘀，痰、气、瘀互结于颈项，可表现为颈部瘿肿；缓解期，邪热渐退，甲状腺肿痛缓解，但余热损伤肺胃津液，正气不足，可致肺胃阴伤；恢复期，甲状腺腺体及功能基本恢复正常，而脾胃功能尚未完全恢复，可见脾虚之证。脾虚纳运失常，气血生化乏源，正气不足，卫外不固，则易于感邪发病，而外邪入里，又可损伤脾胃之气，加重脾虚，如此反复，互为因果，恶性循环。

临床表现

典型者整个病期可分为早期伴甲状腺毒症，中期伴甲状腺功能减退症以及恢复期三期。

① 早期起病多急骤，有发热，伴畏寒、寒战、疲乏无力和食欲不振。最为特征性的表现为甲状腺部位的疼痛和压痛，常向颌下、耳后或颈部等处放射，咀嚼和吞咽时疼痛加重。甲状腺病变范围不一，可先从一叶开始，逐渐扩大或转移到另一叶，或始终限于一叶。病变腺体肿大，压痛显著。病变广泛时，甲状腺滤泡内的甲状腺激素以及非激素碘化蛋白质一过性大量释放入血，因而可伴有甲亢的常见表现，但因为甲状腺破坏，所以摄碘率降低（分离现象）。

② 中期当甲状腺滤泡内甲状腺激素由于感染破坏而发生耗竭，甲状腺实质细胞尚未修复前，血清甲状腺激素浓度可降至甲状腺功能减退水

平，临床上也可转变为甲状腺功能减退（简称甲减）表现。

③ 恢复期症状逐渐好转，甲状腺肿和／或结节渐消失，也有不少病例，遗留小结节以后缓慢吸收。如果治疗及时，患者大多可完全恢复，变成永久性甲状腺功能减退症的患者占极少数。

在轻症或不典型病例中，甲状腺仅略增大，疼痛和压痛轻微，不发热，全身症状轻微，临床上也未必有甲亢或甲减表现。本病病程长短不一，可自数周至半年以上，一般为2～3个月，故称亚急性甲状腺炎。病情缓解后，尚可能复发。

④ 该疾病早期可出现甲亢症状，因此，需与Graves病鉴别。另外，还需要与其他甲状腺炎症疾病相鉴别，如急性化脓性甲状腺炎、桥本甲状腺炎、无痛性甲状腺炎。颈部疼痛与肿胀，还可见于甲状腺囊肿或腺瘤样结节急性出血，也需注意鉴别。

四 治疗

《灵枢·经脉》云："肺手太阴之脉，起于中焦，下络大肠，还循胃口，上膈属肺，从肺系，横出腋下"，肺系，《十四经发挥》中注："谓喉咙也"，即甲状腺所在之处。李时珍在《本草纲目》中在"猪靥"条下记载："猪喉系下，肉团一枚，大如枣，微扁色红"，即描述猪甲状腺的位置与形态，而在"羊靥"条下记载："夫靥属肺，肺司气"，认为甲状腺与肺关系密切。

亚甲炎在起病前伴多有上呼吸道感染病史，其发病多认为与病毒感染关系密切，除流感病毒、腺病毒、腮腺炎病毒、柯萨奇病毒、EB病毒外，国内外也有研究发现甲流病毒、HEV病毒等也可引起亚甲炎。中医认为，亚甲炎的病因与外感六淫有关，或感于风热，或感于风寒，郁久化热，进而出现发热、咽痛及颈项部疼痛等症状。肺为娇脏，外合皮毛，当外邪入侵，首先犯肺。肺主气，有宣发肃降之功，所谓"肝生于左，肺降于右"，若肺肃降功能出现异常，也可使气机运行不畅，从而出现肝气上逆、肝火上炎之头痛、胁肋疼痛、易怒等表现。明代皇甫中《明医指掌》首次提出痰浊阻滞经络可形成瘿病的观点，认为"五瘿多缘气与痰，结于颈项两颐间"。明清时期即形成了瘿病是由气滞、痰凝及血瘀壅阻于颈前的基本病机。"肺为贮痰之器"，肺为水之上源，可通调水道，若水道不通，则津液无以四布，聚而为痰，因此，魏军平教授认为，在亚甲炎毒症期之前，多有发热、身痛、颈部疼痛、咽痛等风热犯肺之证，此时病位尚浅，应当清凉宣肺，以解表达邪，多选用银翘散加减，尤注意连翘、升麻等的使用。

五

临证医案

李某，女，67岁，2019年8月2日初诊。

【主诉】颈部肿痛反复发作2月余。

【现病史】患者2月前感冒后出现颈部不适，未予特殊处理，后自觉皮温升高，压痛明显，伴发热，劳倦乏力，心慌时作，易汗，口干热臭，小便黄，大便干，寐尚可。舌边稍红，苔薄黄、根部偏腻，脉缓细。查体：双甲状腺Ⅱ度肿大，质硬，压痛明显，皮色不红，无波动感。血常规检查：WBC12×10^9/L。ESR30mm/h。

【诊断】中医诊断：瘿痈（气阴两虚，湿热中阻）；西医诊断：亚急性甲状腺炎。

【治法】清热化湿，益气养阴。

【处方】夏枯草10g，黄芩10g，牡丹皮10g，赤芍10g，紫丹参10g，党参10g，木灵芝20g，茯苓10g，陈皮5g，藿香10g，佩兰10g，薏苡仁20g，厚朴10g，麦冬10g，天冬10g，百合10g，徐长卿15g，绞股蓝15g，六一散10g（包煎）。9剂，每日1剂，水煎分2次服。

【二诊】2019年8月12日。患者诉颈部无肿痛，无发热，乏力、心慌等好转，二便调，寐安。舌淡红，苔薄白，脉缓。查体：触诊甲状腺无明显肿大，质软，无压痛。原方14剂继服，巩固疗效后停药。

【按语】结合患者伴随症状、舌苔、脉象，认为患者乃外感风热，继而内犯瘿络，以致甲状腺肿胀疼痛，日久不愈，邪热伤阴耗气，故症见发热、易汗、心慌、小便黄、大便干、舌边尖红、脉细等阴虚之象，以及劳倦乏力、脉缓等气虚之象。此外，患者脾气不足，运化失调，湿浊中阻，症见苔薄黄、根部偏腻。治以清热化湿，益气养阴。方中夏枯草清火散结；黄芩清热燥湿；六一散清热利湿；牡丹皮、赤芍、丹参清热凉血、散瘀止痛；党参、木灵芝、绞股蓝补中益气、扶正固本；茯苓、陈皮、薏苡仁、藿香、佩兰、厚朴健脾化湿；麦冬、天冬养阴生津；百合润燥安神；徐长卿化湿止痛。方中健脾化湿之药数量较多，取"脾胃为气血生化之源、后天之本"之意，湿浊去则脾胃健，气血津液生化有源，正气得固，则邪热自祛。

经验总结

本病的治疗原则为清热和营，化痰消瘿。临床可根据病程长短，甲状腺肿痛程度及兼症情况，分别选用疏风清热、清肺泄热、养阴清热等治法。病初应注重疏散风热，清热解毒；病久应加强养阴清热，化痰散结。治疗中不主张使用激素，因使用激素后，往往会出现不良反应，如易出现皮质功能亢进综合征，糖尿病、高血压及老年骨质疏松症患者不宜使用，亦可诱发或加重感染及溃疡病。

摄生调护

首先，患者需要遵医嘱服药，定时、定量服用药物，不能擅自改变用药剂量和种类；其次，要注意体温检测，一旦发现体温高于38℃，必须进行物理降温或药物降温；再次，在疾病早期患者容易出现多汗、消瘦等症状，需要补充富含高蛋白、高维生素、高热量的食物，避免食用含碘食物（如海带等）。在疾病中期，患者容易出现反应迟钝、心动过缓等症状，此时应该食用低热量、高蛋白、低钠的食物，并且应当细嚼慢咽，以便更好地消化；最后，平时一定限制摄入咖啡、浓茶等，禁止饮入兴奋剂类饮料。规律作息，体质虚弱者，积极锻炼，增强抵抗力。注意休息，放松心情。

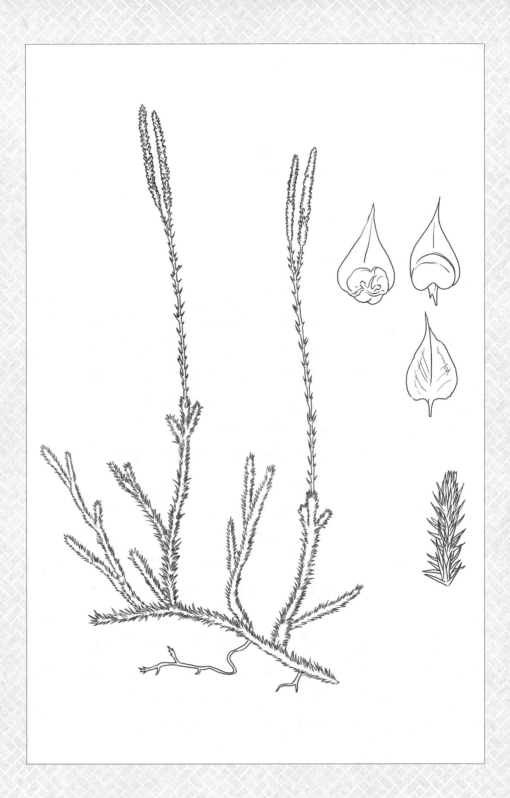

127

第五节　从肝论治甲状腺结节

概述

甲状腺结节是临床常见的内分泌疾病之一，近年来，随着高分辨率超声检查，甲状腺结节的检出率越来越高，发病率呈增高趋势。甲状腺结节主要是指甲状腺组织内部出现因细胞异常生长所引起的非炎性组织团块，结节不是肿瘤，是形态的描述，它不是一个单独的疾病，而是多种不同疾病的临床表现。甲状腺结节按性状可分为增生、囊肿、腺瘤、囊腺瘤等。临床中，大多数甲状腺结节患者常诉无明显的不适症状，多由偶然触及或在体检时发现。流行病学研究显示，碘充足地区，有5%女性和1%男性存在可触及的甲状腺结节。在高发的老年和女性人群中，经高分辨率超声检查，19%～67%的随机选择人群有甲状腺结节。甲状腺癌在甲状腺结节中的发生率为5%～10%。

西医学对甲状腺结节的治疗方法具有局限性，针对良性结节多采用定期复查、随访等非干预手段，对于进行性增长、具有压迫症状或具有高风险因素的结节多采用手术治疗。中医药治疗甲状腺结节有其独特优势，通过辨证论治进行个体化治疗，不但可以改善患者不适症状，而且治疗后部分患者结节缩小甚至消失，疗效明确，安全可靠。

甲状腺结节在中医学中并无特定的病名，归属于中医学"瘿病""瘿瘤""肉瘤"等范畴。甲状腺结节是一种临床上常见的内分泌系统疾病，西医学对甲状腺结节的治疗具有明显的局限性，中医学对于甲状腺结节的病因病机、辨证论治有其独到的见解和优势。

肝与甲状腺结节

1 中医的肝包括甲状腺组织

甲状腺是机体内重要的腺体组织之一，在机体基础代谢中发挥着重要作用，由甲状腺分泌的甲状腺素对中枢神经作用的结果，正好与中医肝主怒与喜郁的病理变化和临床表现相关。如甲状腺素分泌过多或甲亢时，可引起中枢神经兴奋性增高现象，出现病人烦热、躁动不安、易于激动、多言失眠、目赤眼脱及面颈、胸部皮肤微红润等。且多由各种精神因素，如忿怒、惊吓、恐惧、悲伤等诱发，此与中医所谓的肝主怒、肝阳亢盛情况基本相似。当甲状腺素分泌减少或甲低时，可引起中枢神经兴奋性降低现象，出现病人感觉迟钝，行为缓慢，表情淡漠，郁郁寡欢，慢言思睡以及面浮肢冷、贫血等，此与中医所谓肝喜郁、肝阳不足的情况基本相似。甲状腺组织分泌甲状腺素的多少所产生的临床表现与中医所论肝主怒、喜郁矛盾的双重情绪变化正相符合。而人体内这种与中医肝相似具有影响双重情绪变化的脏器与组织，也仅有甲状腺，从这个意义上说，中医的肝包括了甲状腺组织。

2 中医的肝包括了甲状旁腺组织

甲状旁腺是一种邻近甲状腺的组织，主要生理功能是调节人体内钙的水平，从而维持机体神经肌肉组织的正常活动性，一旦甲状旁腺组织功能发生改变，临床就会出现一系列与中医肝病相似的表现。甲状旁腺功能低下的病人临床常出现手足瘛疭等似风行的症状，初期多有感觉异常，四肢刺痛，发麻、痉挛、绷直，小儿则惊厥，状如癫证等，时常见皮肤粗糙、色素沉着、毛发脱落、指甲脆软、萎缩脱落和白内障等，因肝主风，其荣在爪、开窍于目，此时人们往往据此认定此类病证属肝病，如肝风证，则给予平肝息风、镇肝息风、补血养肝等治法。

3 女子以肝为先天

肝藏血，为刚脏，女子的经带胎产以肝为枢纽，肝与冲任二脉关系密切，尤其以冲脉为最。肝藏血而称为血海，冲脉起于胞中而通于肝，与女子的经带胎产生理特点密切相关。女子以血为本，肝藏血充足，冲脉血液充盛，是其保持经带胎产生理功能正常的重要保证。女子属阴，阴性凝结，易于怫郁，且肝为刚脏，最易动荡，情绪激动则勃然大怒，所欲不遂则抑郁不乐，甚至不悲自泣，暗自动恸，而出现肝郁之证。女子以血为本，因其胎产易导致肝血不足，从而形成肝郁血虚之证。因为女性的此生理特点，故甲状腺结节疾病以女性发病多见。中医的肝还与妇女月经的病变密切关联，如甲状腺素减少或甲状腺功能减退时，可导致妇女情绪上的较大改变，也可有月经不调、血崩，少数有经闭现象，虽尚能受孕，但较易流产。甲状腺素分泌过多或甲亢时，遇情绪变化之时，也可出现月经减少、经期不规则、闭经等妇科疾病现象。

4 肝经循行与甲状腺的关系

甲状腺位于颈前喉结部位，《素问·金匮真言论篇》中有"东风生于春，病在肝，俞在颈项"的描述。肝经循行经过颈项部，肝经之气输注于颈项部，而甲状腺位于颈前喉结两旁，故从经络循行角度来看，肝经与甲状腺关系密切。肝经受情志、饮食、外邪等因素的影响，导致肝经经气循行不畅，气血津液调控功能失常，使得气滞、痰凝、血瘀等郁滞颈前，日久形成本病。

5　甲状腺疾病发生与肝密切相关

由于情志内伤，肝气郁结，木郁乘土，脾脏受累，运化失司，津液输布失常，凝聚成痰，与气搏结，交阻于颈，发为瘤。气为血之帅，气机阻滞则血行不畅，停而为瘀，又兼痰凝阻络妨碍血运，致痰瘀互结。肝主疏泄条达，一是指调节情志，二是助脾胃生化精微，三是使人体气机条达。瘿病病位在颈前结喉处，为肝经之所循之处。情志不畅，肝失条达，肝旺侮土，脾不健运，滋生痰浊，气机不利，挟痰浊循经上行，气、痰、血凝结于颈部，遂发为瘿病。由此可见，瘿病的发生、发展与肝的疏泄功能正常与否有着密切的关系。

二

病因病机

1　病因

多部中医古籍中指出环境、饮食、情志等因素可导致甲状腺结节。

（1）饮食水土失宜　早在《吕氏春秋》就指出"轻水所"多"瘿人"，即指水质因素影响甲状腺的体积，观察到瘿的发病与地理环境有关。盖因水土失宜、饮食失调，影响脾胃运化水湿和化生气血等功能，脾失健运，不能运化水湿，湿聚而生痰，痰气壅结颈前而发为瘿瘤。《圣济总录》中的"泥瘿"即由此所致。

（2）情志内伤　《诸病源候论·瘿候》中指出："瘿者，由忧恚气结所生"。临床中可见甲状腺结节患者既往多有情志郁结忧愤，且疾病的发展受情志变化影响。由于长期郁忿恼怒或忧思郁虑，易使气机郁滞，肝气失于条达，津液凝聚成痰，肝气挟痰、挟瘀循厥阴之脉上逆，聚结于颈，留而不去，气血凝滞，则成瘿病。

（3）体质因素　"女子以肝为先天"。女性的经、带、胎、产等生理特点皆与肝经气血有密切相关，遇有情志、饮食等致病因素，损害肝脏的功能，常引起气郁痰结、气滞血瘀及肝郁化火等病理变化，故女性易患瘿瘤。本病还与肾气亏虚、正气不足有关，肾为先天之本，即与病者的个人体质有密切关系。另外，素体阴虚之人，痰气郁结之后易于化火，更加伤阴，会使本病病程缠绵难愈。

2 病机

本病基本病机为气滞、痰凝、血瘀壅结或三者互结于颈前，病位主要在肝脾，亦与心肾有关。因素体亏虚、饮食失宜、情志不畅而引发，气机不畅而致气滞，气滞导致血瘀、痰凝，终致气、血、痰壅结成瘿病、瘿瘤。

大多患者于体检时发现结节而无明显颈部不适症状，受现代人生活、工作压力较大和饮食习惯影响，甲状腺结节常迁延难愈。甲状腺结节患者常有忧思郁怒的经历，其中部分患者得知患此病症后更是焦虑。长期情志失调，肝失疏泄，肝木郁，易乘脾土，加之饮食习惯易伤脾胃。肝气郁结，脾胃受伤，土壅湿聚，阻滞气机，气化不利，阳气内郁，水液津气宣发输布障碍，湿成痰聚，气虚、气滞难以行血，血阻成瘀，痰凝气滞、痰瘀互结，湿瘀反又加重气机失常，气痰瘀胶着凝结则甲状腺结节难消。患者常兼有头晕、胸闷乏力、口干、畏寒、手脚凉、小便不利、大便不调等症状表现。三焦为运行水液、水谷的通道，亦可通行气机，乃脏腑的通路，是人体之气升降出入的通道，亦是气化的场所。气化是人体生命活动极为重要的过程，气化功能失常导致脏腑功能紊乱和气血津液代谢失常。故气滞痰凝、痰凝血瘀是甲状腺结节疾病发展过程中的关键病机，瘿病初为气机郁滞，津凝痰聚，痰气搏结颈前，日久引起血脉瘀阻，病在肝脾，与心相关。肝郁气滞，脾伤气结，气滞则津停，脾虚蕴生痰湿，痰气交阻，血行不畅，气、痰、瘀三者合而发瘿。瘿病日久，可以在损伤肝阴的基础上，伤及心阴，出现心悸、脉数等症。瘿病以实证较多，久病可由实证变为虚证，以致出现气虚、阴虚等虚实夹杂之证。

临床表现

甲状腺结节在临床无特异性表现，部分患者可由于结节压迫周围组织，出现声音嘶哑、压气感、呼吸吞咽困难等压迫症状，或是合并甲状腺功能异常时，出现相应症状，如甲状腺功能亢进时可出现心慌心悸、汗出易怒的表现；亚急性甲状腺炎或囊肿内出血时可出现突然或逐渐疼痛；慢性淋巴细胞性甲状腺炎的患者，甲状腺多为对称弥漫性肿大，硬如橡皮等。

治疗

1 中医治疗

临床上大多数甲状腺结节是良性的，且大多数患者没有临床症状，部分有颈部肿块、颈部胀满、吞咽梗阻感等不适。需要长期随访，患者往往比较焦虑，尤其是中老年女性，担心会恶性变又不愿手术、消融等有创治疗。而传统中医中药在治疗甲状腺结节方面具有一定的优势。甲状腺多发病于肝，基本病位在肝脾。因此从肝论治甲状腺结节，在临床辨治中具有非常重要的意义，也是中医治本理念的体现，结合现代人的病证特点，治疗时注重化痰利湿，温化为法，恢复脏腑气化功能。通阳化气，布津利水，使三焦疏利通达，气血流通，湿祛痰消，瘀滞得解则结节消散。中医药在治疗甲状腺结节的过程中，不仅对局部肿块进行干预，更注重全身气血津液的畅达，以达机体阴平阳秘的目的。

现临床中多起病于肝，进而波及于脾、肾两脏，形成痰、气、瘀互结于颈前，治疗应标本兼顾，谨守病机，扶正与祛邪同用，以调节肝、脾、肾三脏功能为基础，注重理气化痰、消瘿散结作为基本法则。现代人受情志和饮食生活方式的影响，脏腑气化失司，阴阳失和，气血郁结，水津不布，痰湿内蕴，辅以温阳化气、消痰散结之法。故临床中审机用法，据证用方，随症加减，以期恢复脏腑气化功能，达到气血津液调和，具有明显疗效。从肝论治甲状腺结节则更加注重调节肝气、疏通经络，而脾胃在甲状腺结节的形成过程中具有非常重要的地位，故在临床辨治中应重视调护脾胃。调理肝脾是治疗甲状腺结节的最根本的方法，治疗时应根据症状、体征辨证采用疏肝、健脾、活血的方法，辨证准确与否是疗效的关键，从而达到治疗的目的。瘿病的发生、发展与肝脏功能正常与否有着密切的关系，故治肝之法是治疗瘿病的基本大法。

2　西医治疗

临床上，甲状腺患者应检测甲状腺功能，以此判定甲状腺状态；检测甲状腺自身抗体，其目的是排除自身免疫性甲状腺炎合并甲状腺结节以预测疾病的预后；B超是确诊甲状腺结节的必要检查；细针穿刺抽吸活检（FNAB）是目前诊断甲状腺结节性质最精确的检查，能够提供最直接和特异性信息，是评估结节良、恶性的一种有效手段；甲状腺球蛋白（Tg）、降钙素（Ct）、放射性核素扫描及其他影像学检查等尚不作为甲状腺结节的常规检查。通过病史、症状体征及上述辅助检查，明确诊断为恶性病变的甲状腺结节需立刻手术治疗，而良性病变者可以采用定期随访、保守治疗或择期手术等多种方式治疗。比如甲状腺激素抑制治疗、放射性^{131}I治疗、超声引导下经皮无水乙醇注射（PEI）、手术治疗等。但收获疗效的同时也存在不良反应，如甲状腺功能减退、局部组织破坏等。在病情随访过程中，仍需监测甲状腺超声和甲状腺功能等，注意甲状腺结节大小、甲状腺功能的变化等。

㊅

临证医案

1　病案一

许某，女，46岁，2022年3月9日初诊。

【主诉】发现甲状腺结节1年余，咽部不适1天。

【现病史】患者1年余前体检时发现甲状腺结

节后颈前无明显不适，无吞咽困难，未治疗。1天前无明显诱因自觉咽部不适，现于我院门诊就诊。现症：咽部不适，平素性情急躁，时有颈部疼痛，口干不欲多饮，手足发凉，小便频量少，纳寐一般，大便调。月经正常。舌质淡胖，薄白，脉数。查体：可触及甲状腺部结节，结节光滑，质韧，无粘连，压痛(-)。实验室检查：甲功及血沉正常，余(-)，甲状腺超声提示：甲状腺右侧叶40mm×15mm×12mm、左侧叶42mm×16mm×13mm、峡部厚3mm。左侧叶见数个低回声团块，最大约为10mm×7mm，边界尚清，形态规则，左侧叶内未见明显血流信号；右侧叶内未探及明显异常回声信息。超声诊断：甲状腺结节，TI-RADS分级3级。

【诊断】中医诊断：瘿病（气郁痰凝证）；西医诊断：甲状腺结节。

【治法】疏肝健脾，化痰散结。

【处方】五苓散加味。方药：猪苓15g，茯苓15g，山桂枝10g，泽泻15g，土鳖虫10g，野百合12g，白僵蚕10g，焦白术20g，淡玉竹12g，赤芍12g，白芍12g，五味子10g，炙甘草12g。14剂，每日一剂，早晚分服。并嘱患者调畅情志，注重日常调护。

【二诊】2022年3月23日，患者无特殊不适主诉，颈部疼痛明显好转，口干较前减轻，小便频数较前好转，夜尿较多，近期大便次数增加，3～4次/日，质稀。查体：甲状腺正常，质地中等，无压痛，舌质淡胖，薄白，脉数。方药：猪苓15g，茯苓15g，山桂枝10g，泽泻15g，土鳖虫10g，野百合12g，白僵蚕10g，焦白术20g，白芍12g，五味子10g，炙甘草12g，肉苁蓉12g。嘱患者注意饮食，少食生冷刺激之品，避风寒，慎起居。

【三诊】2022年4月13日，患者未诉不适。饮食一般，睡眠较好，二便正常，月经正常。方药：猪苓15g，茯苓15g，山桂枝10g，泽泻15g，土鳖虫10g，野百合12g，白僵蚕10g，焦白术20g，五味子10g，炙甘草12g，肉苁蓉12g，全当归15g，桃仁10g。治疗期间嘱患者调摄情志，注意饮食及日常调护，加强锻炼。此后按上方加减继续服用8月余，后复查甲状腺超声提示：右侧叶38mm×12mm×10mm，左侧叶40mm×13mm×11mm，峡部厚2mm，双侧叶质地欠均匀，未见明显异常回声。超声诊断：甲状腺质地欠均匀。嘱咐禁食海产品，定期复查甲状腺彩超和甲状腺功能。

【按语】该患者为中年女性，平素性情急躁，时有颈部疼痛，兼有口干，小便不调，手脚凉等症状，综观其症状，属中阳不振，水津不布，水湿停聚的病机。气滞、痰浊皆集聚颈前故颈部不适。中阳不振，枢机不利，津液不布则口干不欲多饮。水湿下注，气化不利则小便频而量少。水湿阻滞，中阳阳气不达四肢则手脚凉。故用五苓散为基础方，温阳健脾、利湿化痰，重用白术健脾补气、渗湿利水，"血不利则为水"，加土鳖虫、白僵蚕、赤芍三者以化痰散结、活血祛瘀；白芍养血缓中、柔肝止痛；五味子收敛固涩，与野百合、淡玉竹二者合用宁心安神，五味子、淡玉竹亦可益气生津。二诊患者颈部疼痛、小便不调症状较前好转，手脚仍觉发凉，夜尿较多，大便质稀次数增多，故去赤芍、淡玉竹，加肉苁蓉以补肾助阳。三诊患者颈部疼痛、口干、小便不调等症状明显改善，故去白芍，加全当归、桃仁养血祛瘀。肝血有所藏，从而肝之疏泄功能调达，气血畅达。纵观治疗全程，紧抓患者主要病机，用五苓散为基础方以温阳利水，结合甲状腺结节血瘀、气滞、痰凝三者胶结难解的特征，加以活血祛瘀、化痰散结、宁心安神等药物，使三焦疏利通达，气血流通，湿祛痰消瘀散，最终达到消散结节的效果。

2 病案二

李某，女，55岁，2022年12月6日初诊。

【主诉】发现甲状腺结节5年余。

【现病史】患者于5年前体检查出甲状腺结节，无明显不适症状，未予治疗。现症见：颈部遇情绪波动后自觉异物感，暂无吞咽困难，平素性情急躁易怒，睡眠较差，多梦易醒，乏力，食生冷后胃脘部疼痛，胃纳一般，夜间时有双手麻木，遇寒加重，二便调。舌质淡，苔白，脉数。查体：可触及甲状腺部结节，结节光滑，质韧，无粘连，压痛（-）。实验室检查：甲功未见异常；甲状腺超声提示：甲状腺右侧叶下极探及20mm×13mm×15mm大小的囊实性结节，内部回声不均匀，境界清晰。左侧叶未见明显占位性病变。双侧颈部未见肿大淋巴结回声。超声诊断：甲状腺右侧叶囊实性结节，TI-RADS分级3级。

【诊断】中医诊断：瘿病（气郁痰凝证）；西医诊断：甲状腺结节。

【治法】疏肝健脾，化痰散结。

【处方】五苓散加味。方药：茯苓15g，茯神15g，夏枯草10g，泽泻12g，当归12g，合欢皮12g，延胡索12g，柏子仁15g，首乌藤10g，细辛3g，丝瓜络12g，赤芍12g，白芍12g，炙甘草8g，连服21剂。联合硒酵母100μg，一天2次早晚饭后服用。且嘱患者注意饮食调摄，调畅情志，防止情志内伤，注重日常调护。

【二诊】2022年12月27日，患者无特殊不适主诉，睡眠明显改善，乏力有所好转，纳可，二便调。舌质淡，苔白，脉数。查体：甲状腺正常，质地中等，无压痛。治疗：上方继续服用30剂；硒酵母继续口服辅助治疗。嘱畅情志，适量体育锻炼，尽量少食或不食生冷辛辣刺激食物。

【三诊】2023年2月7日，患者无特殊不适，纳眠可，二便调。查体：甲状腺正常，质地中等，无压痛。舌质淡，苔白，脉数。治疗同前。嘱患者定期复查甲状腺彩超和甲状腺功能，不适随诊。

【按语】甲状腺结节为慢性疾病，宜缓攻缓消，作者以长期临床经验为基础，以辨证论治为依据，全方从肝入手，化痰不忘行气。该患者平素性情急躁易怒，遇情绪明显波动时自觉颈前异物感，且未有吞咽困难，提示为情志内伤，气机失调，痰气交阻，循经上聚咽喉，遂自觉颈前异物感，气行则血行，气滞则血凝，血及津液随着气的运行而遍布全身，当气机不畅，血液与津液不能运行于周身，造成血虚或血瘀，血虚则无以养心，致神不守舍，因而出现眠差，多梦易醒；另当气机运行不畅，津液久不运行而出现痰饮水湿郁滞，痰饮水湿又阻碍了气血的运行，从而导致肢体麻木。本病发病主要责之于肝，情志内伤为主要病因。方中用全当归、赤芍养血活血。夏枯草为肝胆郁火之专药，此药入肝胆经，能解少阳郁火，故用之以清肝散结、解毒消肿。此外，夏枯草还能抗炎镇痛、抗菌、抗肿瘤，通过调节机体的免疫因子、抑制信号通路活化等方式调节免疫，有效降低甲状腺功能和抗体指标，治疗甲状腺功能亢进症和桥本甲状腺炎。与白芍同用以养血柔肝、缓中止痛。茯神、首乌藤、合欢皮、柏子仁合用养心安神、改善睡眠。茯苓、泽泻配伍使泻中有补；丝瓜络通经活络，与延胡索相配伍，以增宽胸理气之功；小剂量细辛可发挥行气化痰、燥湿醒脾的作用，还可协助肺宣降作用调节全身气机；炙甘草以益气滋阴、通阳复脉。诸药合用，气行则结散，痰行则肿消。口服硒酵母以抗氧化、提高免疫力，硒在甲状腺较为丰富，研究表明硒可提高T细胞杀伤的活性，增强免疫系统的功能，调节细胞因子的活性，保持细胞膜的完整性，有效清除自由基。

七

经验总结

甲状腺结节是内分泌系统的常见病和多发病。该病发病隐匿，多数患者无临床症状，通常在触摸、体格检查或其他医学治疗过程中通过影像学检查偶然发现。流行病学研究显示，高分辨率超声检查的检出率为20%～76%，其中5%～15%可能发展为恶性肿瘤。目前，西医主要是随访观察，恶性者需手术治疗，左甲状腺激素抑制治疗、放射性治疗、射频消融治疗，虽有一定的临床效果，但也存在许多局限性和不良反应。中西医结合综合治疗甲状腺结节显示出优势。

《素问·气交变大论》云："岁金不及，炎火乃行，生气乃用。"根据五行相生相克的规律可知，金克木，火克金，在金运不及的年份，火气与木气必然会相应的旺盛。甲状腺结节病多发于肝。肝属木，为机体内的一个交通枢纽，像树冠一样将气机向身体的各个方向疏散并以向上的趋势为主，其功主疏泄，特性调达，体现在疏泄津液、气机等方面，可以合理调节人体一身气机之运行。在金运不及时，首先木气充盈，肝气升发太过，导致肝火亢盛，灼津成痰；其次肝乘脾，会使得脾失健运，脾虚气结，气结则血瘀不畅；另外脾虚生痰湿，痰气交阻，血行不畅，继而脾所运化的津液不能输布周身。最终气、血、津、液相互凝结，聚于喉部两侧发为瘿。肝火灼津成痰，聚注于颈前而发为结节；肝火旺盛上炎，易上犯头目，头为人体一身之巅顶之处，存脑髓，寄清窍，很容易受到火热之邪的熏蒸和侵扰，肝火旺盛上犯之时，会导致清窍失和，产生头昏眼花、耳鸣耳聋、目赤头痛等表现；脾主运化水湿，也主统血，肝乘脾，脾虚失健，脾之阳气虚弱，一方面脾主运化水湿的功能失常，体内湿气加重，湿气长久困于身则倦怠乏力；另一方面，脾主统血的功能失常，体内气血的生化之源缺乏，导致气虚、血虚甚至出现气与血皆虚的情况，也会倦怠乏力。而无论肝、脾，其功能失调产生的症状皆为甲状腺结节患者常见伴随症状，由此可见，肝火在甲状腺结节的患病过程中起到了至关重要的作用。

恣怒日久使肝气不舒，气机郁滞，则津液不得正常输布，聚而成痰，气与痰结于颈前。《济生方·瘿瘤论治》说："夫瘿瘤者，多由喜怒不节，忧思过度，而成斯疾焉。大抵人之气血，循环一身，常欲无滞留之患，调摄失宜，气滞血凝，为瘿为瘤。"肝主疏泄条达，一是指调节情志，二是助脾胃生化精微，三是使人体气机条达。本病病位在颈前结喉处，为肝经之所循之处。情志不畅，肝失条达，肝旺侮土，脾不健运，滋生痰浊，气机不利挟痰浊循经上行，气、痰、血凝结于颈部，遂发为瘿病。瘿病的发生、发展与肝脏的疏泄功能正常与否有着密切的关系，故从肝论治之法是治疗本病的基本大法。临床上治疗应视病情变化而灵活施治，瘿病病因皆因忧思气结，喜怒不节，气滞痰凝血瘀而成。一般病程较长，久则必定损气伤血，由实变虚，气血交错虚实夹杂。所病证型不是固定不变的，也不是孤立的。不同证型之间可转化，如肝郁气滞可兼有痰凝血瘀之证，肝胃阴虚可兼有气郁痰凝证，可转化为痰结血瘀证，有时可出现气郁化火，兼有肝火证。故从肝论治本病应在辨证论治基础上根据病情变化而灵活施治才能取得良好效果。甲状腺结节的发生还与脾肾密切相关，但以肝脾受损为主，故治疗特别重视"调理肝脾为先"，以经方"五苓散"加减治疗甲状腺结节不仅可以缩小结节大小、减少结节数量而且能改善患者临床症状及提升患者的生活质量。作者治疗甲状腺疾病重视肝主疏泄功能的调节，在疏肝的同时注重扶助正气，以提高机体免疫功能，调整各种炎症，使机体重回阴阳平衡状态，依据结节不同风险因素(回声边缘、钙化及血流量等)来加减运用益气养阴，理气止痛、疏经养血等药，以抗氧化应激反应、抗炎、随证辨治，每多良效。

据临床所见，本病的发病以中青年妇女为多，可能与女性本沉静，每多私衷隐曲，加之人事纷纭，容易致郁有关，所以在治疗期间，应施行心理疏导方法，使其精神愉悦，以补药力之不足。甲状腺结节的治疗应辨证论治，病证结合，注重中医个体化治疗的优势。此外，考虑到情志因素对甲状腺结节形成的影响，所以在治疗的同时，本病尤重精神调摄及饮食宜忌。要注意生活调节(适碘饮食戒烟)及心理护理，保持心情舒畅，精神愉悦，不仅利于疾病的康复，还可以预防甲状腺结节的发生。

摄生调护

1 饮食管理

① 辛辣刺激的食物应少食。火锅、烧烤之类食品少食，其中包含的辣椒、洋葱、花椒等都属于刺激性的食物，频繁大量食用可以刺激甲状腺，使病情加重。油腻的食物也应少食，大量进食油腻食物可能会

增加体内抗甲状腺抗体，不利于疾病恢复。

②合理的碘的摄入。在我们国家的绝大部分地区，食用盐中都已经含有碘元素。碘为合成甲状腺素的重要成分，给予患者适量的碘化合物，可以增加甲状腺素贮存量并减少释出，但是如果摄入过量的碘就会影响抗甲状腺素治疗，给患者造成伤害。所以高碘的食物无须频繁过多食用，例如海带等，避免加快结节的生长。

③十字花科类蔬菜，例如花菜等，不应频繁大量食用。蔬菜种类很多，只要平时我们搭配合理，都可以适当食用。其实甲状腺结节患者能吃的食物有很多，并不需要过度忌口，而产生焦虑。

2 生活管理

①保持正常作息。养成良好的生活作息规律，不劳累，不熬夜。避免因机体生物钟紊乱造成结节进一步增生。

②适当运动可以增强体质，对身体健康有重要的作用，而且运动不会导致甲状腺结节增大，也不会导致甲状腺结节出现临床症状。

③通过定期体检及早地发现疾病，有助于医生对确诊人群做好随访工作，了解病情的进展，以进行定期复查。

3 情绪管理

日常生活中要学会控制情绪，保持心情舒畅，戒躁戒怒，以使肝气顺达，气血调畅，力戒暴怒或心情忧郁，从而起到养生防病的作用。

第六节　从脾论治高尿酸血症

概述

　　高尿酸血症是指在正常饮食状态下，体内尿酸生成过多和（或）排泄过少所致。非同日2次空腹血尿酸水平男性高于420μmol/L，女性高于360μmol/L，即称为高尿酸血症。尿酸是嘌呤代谢的终产物。嘌呤代谢紊乱导致高尿酸血症。本病患病率受到多种因素的影响，与遗传、性别、年龄、生活方式有关。高尿酸血症是现代医学病名，为现代医学中痛风性关节炎的病理基础。

　　中医学没有该病名记载，当代中医将血尿酸增高而没有相关临床症状的患者划分为"未病"领域，而有症状的高尿酸血症，可归属于中医"痛风""历节""痹病"等范围。为此，现代中医临床防治高尿酸血症多参考"浊瘀痹""痛风痹""膏浊病"进行辨证论治。

人体尿酸代谢

　　尿酸的合成来源，主要分为外源性和内源性。外源性是饮食中摄入了含嘌呤比较丰富的食物，在肠胃吸收之后转化成尿酸。外源性在体内尿酸中占比较小，内源性生成占比较大。体内核酸进行代谢和分解之后，经过一系列酶的化学反应，从而分解成尿酸在体内堆积，经过代谢后排泄出体外。尿酸如何排泄？三分之一是经过肠道排泄，三分之二通过肾脏。如果肾脏功能紊乱，会导致尿酸在体内持续堆积，引起高尿酸血症。人体尿酸处于动态平衡，每天嘌呤摄入量波动在600～800mg之间，故合成或者排泄功能出现障碍时易引发高尿酸血症。

中医理论体系认为人体脉道中的血液，是由营气和津液所构成，而营气和津液是饮食经脾胃运化而来。祖国医学对人体尿酸代谢有着深刻的认识。《灵枢·决气》记载"中焦受气取汁，变化而赤，是谓血"。认为中焦脾胃的运化功能在机体生成血液的过程中尤为重要。中医认为饮食不节是人体致病的因素之一，当人体长期偏嗜高嘌呤食物，就会导致脾胃损伤，运化失常，正如《素问·痹论》所言："饮食自倍，肠胃乃伤"，又《灵枢·阴阳清浊第四十》有曰："受谷者浊，受气者清……清者其气滑，浊者其气涩，此气之常也"。表明水谷精微之气为浊气，并认为浊气带有涩滞的性质。故高嘌呤膳食结构影响中焦脾胃的正常运化，变性的浊气所化生的异常血液，其"气涩甚也"，于经络运行中更易形成瘀滞。《温热逢源》记载"伏邪随气血流行在诸经中"提示无症状高尿酸血症患者血液中已经存在大量单钠尿酸盐结晶，并逐渐开始在血管及组织中积累沉积，但尚未引起局部的炎症反应症状。此外《素问·生气通天论》有曰："高粱之变，足生大丁"。提示了偏嗜高糖高脂高嘌呤食物可引起肢体发生病变。

临床上，痛风性关节炎常累及患者第一跖趾关节，即在足太阴脾经荣穴处造成局部红肿热痛的关节功能障碍。中医认为脾为后天之本，生痰之源，主运化水谷、水湿。而临床中高尿酸血症患者多形体丰腴，或喜食烟酒，或喜进高粱肥甘。长此以往，造成脾气损伤，脾失健运，升清降浊无权，痰湿浊瘀之邪滞阻于血脉之中，难以泄化，发为高尿酸血症，日久沉积于关节造成浊瘀痹，沉积于肾脏造成肾功能损伤，沉积于血管造成动脉粥样硬化等。高尿酸血症属于"浊瘀痹"，病理因素为湿浊与瘀滞。故本病以脾虚为本、瘀浊内阻为标，治疗上坚守"健脾泄浊"之法，泄化浊瘀，扶正祛邪，使脾气得健，分清泌浊之功能恢复。

《血证论》曰："以肝属木，木气冲和调达，不致遏郁，则血脉通畅"。指出气机畅达疏泄是肝木之气的生理基础，气血经脉瘀滞等病症常由肝气不舒导致。人体肝脏血供极为丰富，能够调节机体血液循环运行，保障正常生命活动，肝内的多种酶促反应对营养物质的代谢也发挥了重要作用，当摄入嘌呤食物过多或肝内黄嘌呤氧化酶表达升高，就会导致血尿酸升高，尿酸单钠结晶沉积至四肢经筋关节形成痛风石。由于肾小球和肾小管的特殊生理结构以及其负责完成滤过、重吸收与分泌的功能，肾脏也是高尿酸血症主要的累及器官。《景岳全书》言："且血本精类，而肾主五液"。认为肾脏参与了血液中代谢废物的清除和尿液的生成。尿酸盐结晶沉积至肾脏导致慢性肾损伤，肾小管对尿酸的代谢异常又会导致血尿酸升高，二者互为因果。

二

病因病机

高尿酸血症在祖国医学历代文献中均无单独记载，均与痛风一病相关，认为痛风多发于饮食不节之人，与现代研究观点认为高尿酸血症属于"浊毒"论不谋而合，主要是由于先天禀赋不足，或调摄不慎，平素过食醇酒厚味、膏粱辛辣之物，伤及脾胃，引起脾胃水谷不化，"浊毒"随之而生。而《素问·经脉别论篇》提到脾肾为运化水湿的主力，当脾运化水湿功能失常，肾代谢水功能失调，会导致水液在体内停滞而产生湿浊等病理产物。元·朱丹溪《格致余论》提出痛风者是因风寒湿横行导致，即风寒湿邪侵袭为主，湿是主要致病因素，是发病的先决条件，可与风邪或寒邪合而为患。

现代人的不良生活方式、恣食肥甘厚味及情志不调等各种因素致使脏腑功能失调，失于升清、降浊及气化功能，精微不化，湿浊留滞机体，则体内尿酸过剩，累积到一定程度，则发为高尿酸血症。纵观中医各家所论，虽然对高尿酸血症病因病机认识不尽相同，但均认为饮食不节，恣食厚味肥甘，损伤脾的运化功能是高尿酸血症的基础致病因素，脾失运化、聚而生湿为核心病机，湿浊病理因素贯穿整个疾病的始终。然而，需要注意的是，水湿之邪为患离不开脾肺肾三脏的功能失调。肺、脾、肾是人体水液代谢过程的必然环节，湿性黏滞，氤氲缠绵，侵犯人体多呈弥漫三焦之势。以往医家多关注脾肾功能失调，而忽视肺在湿浊为患的重要作用。基于整体观念，祖国医学认为高尿酸血症的病机除中州失运、肾失气化之外，肺失宣肃也参与其中。

在中医学中，尤其重视脾的生理功能，而脾作为五脏之一，与高尿酸血症关系最为密切。脾居中焦，升清降浊，为运化水谷与传输精微之枢机，为后天之本；小肠为受盛之官，主受盛化物与泌别清浊；大肠为传导之官，主传化糟粕，吸收津液，三者协作促水精四布，浊液下行。脾与大小肠相辅相成，共同完成五谷运化与传输。脾胃为气机升降之枢纽，脾气散精，则清阳向上输布，运达四旁，滋养脏腑肌腠；胃气降浊，受纳腐熟水谷，将浊阴归于大小肠，在此分离糟粕并排出体外。因此，人体消化、吸收与排泄的过程，是以脾为核心，胃、小肠、大肠协同完成的生理过程。脾主运化主导着整个环节，脾主升清为其表现形式，大小肠之功能皆受其影响。如《素问·阴阳应象大论》云："清气在下，则生飧泄；浊气在上，则生䐜胀。"若脾失健运，则清浊不分，壅滞于肠道，导致肠道内环境紊乱，表现纳呆、脘痞、腹胀、腹泻等症状。

高尿酸血症之病因病机与六腑有着密切的联系。六腑，即胆、胃、小肠、大肠、膀胱和三焦，其生理特性为受盛和传化水谷，具有通降下行的特性。胃者，水谷之海也，主受纳和腐熟水谷，其以通降为和。饮食入胃而腐熟，经脾之运化而生精微，浊者下传至小肠。高尿酸血症患者因先天禀赋不足、久服药毒或过食肥甘厚味，使胃气受损，胃失通降，浊气无以下行而出现纳呆脘闷、胃脘胀满等胃失和降之证，或恶心、呕吐、嗳气等胃气上逆之候。降浊是受纳的前提条件，浊气不下，精气不生，气血不足则五脏易损，进而加快高尿酸血症的进程。小肠主受盛化物，容纳胃腑下移的食物，并且进一步消化吸收；若受盛功能失调，传化停止，水谷不能充分转化为精微而生成污浊之物。此外，小肠还有泌别清浊的功能，能将食物的残渣糟粕传送至大肠，形成粪便排出体外，浊液渗入膀胱，形成尿液排出体外，若小肠分清泌浊功能失常，糟粕或浊液则积留于体内而成瘀浊之物。大肠主传导糟粕，膀胱贮存并排泄尿液，同样影响浊物的排泄，对消化代谢系统有一定的影响。"三焦者，决渎之官，水道出焉。"津液在体内的升降环流，是以三焦为通道散布全身的。若三焦气化功能失调，水液代谢紊乱，积聚而生痰湿，则形成瘀浊之气而引发高尿酸血症。

四

临床表现

高尿酸血症处于不同的阶段时有不同的临床表现。

(1) 无症状高尿酸血症 抽血化验可发现血尿酸浓度增高，但未出现关节炎、高尿酸石或肾结石等临床症状。这时期除非做化验，否则一般不易察觉。无症状高尿酸血症可持续10 ~ 20年，有的可终生不出现痛风。一般说来血尿酸水平越高危险性越大。

(2) 有临床症状的高尿酸血症 其临床表现症状，主要包括关节疼痛、关节红肿、发热、感觉异常、反复发作等，具体如下。

① 关节疼痛：主要表现为第一跖趾关节、膝关节、手腕关节、手指

关节等部位，可能会出现突发疼痛程度剧烈的现象。

②关节红肿：主要出现在第一跖趾关节、膝关节、手腕关节、手指关节等部位，可能会出现急性的红肿或者关节活动明显受限等症状。

③发热：高尿酸时可能会导致患者体温上升至37.5～40℃之间，同时伴有怕冷、口唇苍白、全身哆嗦等表现。

④感觉异常：患者可能会出现四肢末端触觉非常敏感，轻微地触碰就会引起疼痛的症状。

⑤反复发作：在病情没有得到及时控制时，可能出现病情反复发作，从而导致慢性痛风性关节炎，造成关节肿胀、畸形，并且会出现痛风石，甚至可能会发生肾脏病变。

五

治疗

1　单药治疗

根据中药现代药理研究，单味中药也具备降尿酸的作用，主要是通过抑制人体内黄嘌呤氧化酶的活性，减少尿酸的合成或促尿酸排泄。其中抑制黄嘌呤氧化酶的活性的单味中药，如大黄、黄柏、车前子、虎杖、木瓜、玄参、鸡矢藤、海风藤、金钱草等；减少尿酸合成的中药，如土茯苓、生薏仁、萆薢、当归、威灵仙、白芍、地龙等；促尿酸排泄的中药多以利水消肿或利尿通淋为主，如茯苓、猪苓、秦皮、泽泻、栀子、滑石、车前子等。在治疗高尿酸血症的成方之中，大多数都包含了这些单味药，经临床证明上述单味药能够有效发挥降尿酸的作用。

2　复方治疗

（1）发汗除湿法　汗法居于八法之首，指通过发汗的方法使邪气从肌肤透散。汗液是体内津液代谢的产物，通过发汗达到疏通腠理、调和营卫、湿从汗解的效果。代表药物为麻黄，其归肺及膀胱经，有发汗解表、宣肺利水之效。肺主皮毛，水湿之邪可从毛窍汗出而散，同时宣降肺气，通调水道，下输膀胱而利湿下行。

（2）**益气健脾法**　脾为后天之本，脾气虚衰，清阳不升，浊阴不降，津液输布障碍，酿湿生痰。常用药物：黄芪、党参、白术、甘草等。加味六君子汤可治疗脾虚湿阻型高尿酸血症，全方共奏益气健脾化湿之功，治疗后血尿酸水平明显下降。

（3）**淡渗利湿法**　以淡渗利湿之法，化湿邪，利小便，使湿邪从小便而解亦为治疗高尿酸血症之经验法，主方祛湿化浊汤由土茯苓、萆薢、车前子、玉米须、滑石五味药组成。方中土茯苓为君，健脾化湿；萆薢为臣，加强君药祛湿之功；车前子、玉米须、滑石三药合为佐药，利小便，通利尿道，使湿邪有出路。

（4）**分消走泄法**　"分消走泄法"是指宣展气机，泄化痰热，使留于三焦之湿热、痰浊从表里分消的一种治法，是治疗湿热证的基本法则，以清热祛湿、化瘀降浊为治则，治疗中焦痰湿疾病。祛湿降浊汤是以此而拟定的方剂，方中半夏、砂仁、厚朴燥中焦湿热，白术健脾燥湿，泽泻、虎杖、萆薢、土茯苓利水渗湿，同时兼有泄热的功效，苍术燥湿的作用极佳，土大黄清热活血，是治疗湿热阻滞的常用药物，黄柏清热燥湿，是治疗下焦湿热的常用药物，决明子主要清肝经湿热，车前子利尿渗湿，六一散清热渗湿。全方以利水渗湿为主要治则，辅助以健脾药物，湿去则脾健，恢复运化水谷精气的作用，加速湿浊的消化吸收。

（5）**清热利湿法**　中医将高尿酸血症归于"热痹"范畴，认为患者痰湿生于体内，长期郁结化热，病因病机为脾失健运、蕴而化热，肝肾不足，因此治疗需采取补脾益肾、清热利湿方案，其中当归拈痛汤对湿热疼肿效果极佳。当归拈痛汤源自《医学启源》："治湿热为病，肢节烦痛，肩背沉重，胸膈不利，遍身酸疼，下注于胫，肿痛不可忍。"其作为清热祛湿剂，主治湿热相搏，外受风邪证。药方中茵陈、羌活为君药，起到清热利湿、缓解麻痹及疏通关节作用，白术、苍术为臣药，起到健脾降燥、祛风散寒等功效，应用在风湿痹痛治疗中有明显效果。

治疗过程中应讲究攻补兼施，高尿酸血症以脾肾亏虚为本，以痰浊瘀血为标。治本之时，应当分辨脾、肾亏虚之侧重，如脾虚较重，以健脾为主；如肾虚较重，则以补肾为主。治标也亦如此，应分清标本轻重缓急，急则治其标，缓则治其本。以黄芪、白术、生薏苡仁、炒薏苡仁、忍冬藤、萆薢、威灵仙、泽泻、牛膝、土茯苓为基础方。全方攻补兼施，祛邪兼扶正，化湿不伤阴，湿除热自清，活血化瘀，通经活络，临床收效甚佳。在治疗中，此方可随证灵活加减。如瘀血较重，可加用地龙、赤芍、炒桃仁；如痰湿较重，可加用苍术、厚朴、陈皮；偏于脾虚者，加用党参、茯苓；偏于肾虚者，加用熟地黄、山药、山萸肉；随证加减，灵活化裁，临床疗效显著。

临证医案

李某，女，64岁，退休人员，2023年4月8日初诊。

【主诉】体检发现血尿酸升高1个月，伴口干口黏1个月。

【现病史】患者已于外院完善相关检查，明确诊断为：①高尿酸血症；②肥胖症。目前患者拒服药物，自诉饮食和运动控制。自诉血清尿酸最高616μmol/L。1月前患者体检发现血尿酸升高，且无明显诱因下出现口干口黏，渴而不欲饮，倦怠乏力，大便不成形，2～4次/天，便后不爽，味臭秽，小便色黄，纳差，嗜睡。舌红，苔黄、中后部腻，脉滑数。就诊当天门诊查血尿酸522μmol/L，尿pH5.7。因形体肥胖，血尿酸仍较高，因拒服西药，故以中药治疗高尿酸血症为主。

【诊断】中医诊断：浊瘀痹(脾胃虚弱，湿热内阻证)；西医诊断：①

高尿酸血症；②肥胖症。

【治法】燥湿健脾和胃，清热利湿泄浊。

【处方】

半夏12g，陈皮15g，茯苓12g，苍术15g，牛膝10g，盐黄柏10g，薏苡仁10g，虎杖15g，威灵仙12g，泽泻12g。16剂，每日1剂，水煎服，每次200～300mL，早晚饭后半小时温服。

【二诊】2023年4月24日，患者口干口黏、倦怠乏力较前改善，大便基本成型，小便色稍黄，食欲好转，嗜睡较前明显改善。舌脉较前改善。疗效初现，原方继服7剂。

【三诊】2023年5月2日，患者无口干口黏，倦怠乏力较前明显改善，二便调，纳寐可，舌红，苔薄黄，脉滑。患者症状明显缓解，此时应注意理气健脾，清热生津，防止燥湿太过反伤津液，原方减去苍术、黄柏，加用麸炒白术12g，枳壳9g，玄参12g，石斛10g。再服7剂。同时嘱患者低嘌呤糖尿病饮食，积极锻炼。

【按语】患者病因责之为禀赋不足，饮食失节，病位在脾胃，痰、湿、浊、瘀为主要病理因素。在治疗上应注重从脾论治，脾胃同治兼化痰浊；清热利湿兼消瘀血。本案为形体肥胖患者，"胖人多痰湿"，加上平素嗜食油腻荤腥之品，损伤脾胃，中焦失运则气机升降不利，津液输布失常，日久郁而化热，湿热内生，蕴结体内，津液不能上乘于口则口干不欲饮水；湿阻气机，清气壅滞于内不得上升头面四肢则肢体倦怠乏力，嗜睡；脾虚湿蕴，饮食不化则口黏、纳果；湿邪留恋肠道，故而大便不成形，质黏臭秽；舌红，苔黄腻，脉滑数，均是湿热表现于外的证候。四诊合参辨病属浊瘀痹，辨证为脾胃虚弱，湿热内阻证，治则燥湿健脾和胃、清热利湿泄浊，方用苍苓消浊方加减，病初一派湿热之象，应注重清热健脾燥湿，后湿热渐解，应防燥过伤津，可适当增加生津益胃之石斛、玄参以清热生津，改用性味缓和的白术益气健脾利湿，同时不忘行气，故而加用枳壳以行气宽中，调畅气机。

七

经验总结

中医药降尿酸遵循《黄帝内经》"治病求本"的治疗原则，不仅能从根本上改善患者的代谢水平，而且对高尿酸血症患者几乎无不良反应还不易复发。治疗此病以标本兼治、扶正与祛邪同时运用，用药上动静结合、攻补兼施。本病属于正虚标实证，以肺、脾、肾为本虚，以湿热、痰浊、瘀血阻滞经络、关节为标，据此辨证治疗，临床疗效显著。高尿酸血症发病较为隐匿，往往容易被忽视，一旦出现临床症状，往往有"渴而凿井，战而铸戈"之感。高尿酸血症不仅严重影响患者的生活质量，还累及其他脏腑，甚至危害人体的生命，应早诊断早治疗。究其根本，高尿酸血症的病因病机为本虚标实证，以肺脾肾虚为本，湿热、痰浊、瘀血为标。临床以补肺脾肾，清热利湿，祛瘀化浊等辨证论治。临床上应结合患者的具体临床表现辨证加减用药。

八

摄生调护

1　控制嘌呤摄入量

高尿酸血症患者日常需少食用一些富含嘌呤的食物。尽管肉类一般含有嘌呤量较多，但是肉类中又富含蛋白质，为了饮食的均衡，要合理地选择肉的种类。动物内脏、鱼虾、牛羊肉类含有嘌呤的量较多，应该减少食用。血制品中含有嘌呤的量较少，可以适当食用。另外也可以多食用鸡蛋和牛奶，增加蛋白质的摄入。

2　避免饮酒

酒精会减少尿酸从肾脏的排泄，升高血尿酸，所以要避免饮酒，咖啡、茶等饮品也不要大量饮用。

3 均衡饮食

为了均衡饮食，维生素的补充也是必不可少的。水果中的嘌呤含量很少，所以食用水果对于病情没有明显的不良影响。但是由于果糖会升高血尿酸的含量，要避免大量摄入含有果糖的水果，可以多食用樱桃、草莓、菠萝、西瓜、桃子等含果糖较少的水果。

4 多饮水

高尿酸血症患者体内尿酸浓度高，为了排出尿酸需要大量饮水，白开水最佳，苏打水可以少量饮用。高尿酸血症是一种代谢类疾病，所以控制饮食是十分重要的，摄入含有较少嘌呤的食物，可以有效减少尿酸的产生，在控制嘌呤摄入量的同时，也要做到均衡饮食，保证蛋白质维生素的摄入。同时要做到大量饮水，增加排泄量，使尿酸能够顺利排出体外。在营养均衡后，可以改善体质，增加抗病能力，减少相关并发症发作的风险。

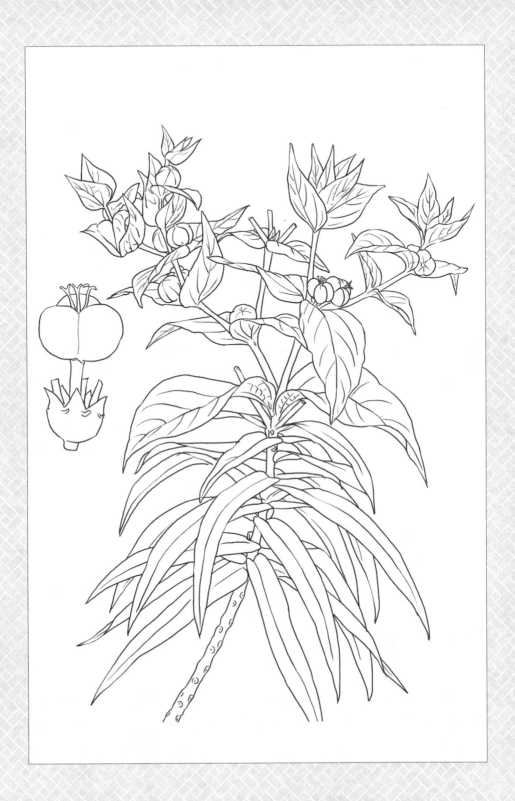

153

第七节　　从脾论治痛风

概述

痛风是一种单钠尿酸盐沉积所致的晶体相关性关节病，由于人体内嘌呤代谢发生障碍，尿酸产生过多或排泄不良而致血中尿酸浓度升高，尿酸盐可沉积在关节、软骨及肾脏中引起组织炎性反应，属于代谢性风湿病范畴。典型表现为受累关节剧痛，并伴有红肿、发热，首发受累关节常为第一跖趾关节，其他关节也可累及。严重者可导致肾功能不全及关节畸形致残等，常伴发高脂血症、高血压病、糖尿病、动脉硬化及冠心病等。

中医对于痛风的描述，最早见于《华佗神医秘传》，直到元代，朱丹溪在《格致余论》首次提出"痛风"一词，并指出："痛风者，四肢百节走痛是也，他方谓之白虎历节风证。"隋唐以前，痛风属中医学"痹证"范畴，《黄帝内经》曰："风、寒、湿三气杂至，合而为痹也。"其风胜为行痹，寒胜为痛痹，湿胜为着痹，而痛风归属于"痛痹"范畴。东汉张仲景在《金匮要略》中把《黄帝内经》中的行痹乃至痛痹具体化称为"历节病"。隋唐时期，巢元方在《诸病源候论》将本病称为"历节风"。王焘在《外台秘要》中称其为"白虎病"。孙思邈在《备急千金要方》和《千金翼方》称其为"风毒"。明清时期，张景岳在《景岳全书》中将痛风描述为"风痹"。清·喻嘉言在《医门法律》中称其为"白虎历节风"。近代医家统一将其归为"痛风"，是临床少见中西医同名的疾病。

人体尿酸代谢

痛风是由于体内尿酸生成过多或排泄过少所致，与体内嘌呤核苷酸代谢异常有关。组成核酸的嘌呤有两种：腺嘌呤和鸟嘌呤。首先，在脱氨酶的作用下，嘌呤水解脱去氨基，转化成次黄嘌呤。接着，在黄嘌呤氧化酶的作用下，次黄嘌呤氧化生成黄嘌呤。同时，鸟嘌呤在脱氨酶的作用下转化成黄嘌呤。最后，两种来源的黄嘌呤在黄嘌呤氧化酶的作用下，氧化成尿酸。黄嘌呤氧化酶是尿酸形成的关键酶，它的活性与尿酸的生成量密切相关。当核苷酸代谢发生紊乱，体内嘌呤类物质大量分解，血液中的尿酸水平会升高。此外，肾脏疾病使尿酸排出受阻，也会导致血尿酸水平升高，这些是引发痛风的关键因素。

祖国医学认为，痛风的发生主要是湿邪瘀浊，阻于血脉之中，与血相结合形成瘀浊，结于经脉；严重者则引起骨节肿痛、关节畸形、破溃、渗溢脂膏。并指出患者多为形体丰腴之人，并有嗜酒、喜食肥甘厚腻之好，长期易导致脏腑功能失调，升清降浊无权；或郁闭化热，聚而成毒，损及脾肾；或因先天禀赋不足，脏腑功能失调，蓄毒于内难以排出，致热盛化火而内瘀积于脏腑，外溢经络，灌注肢体经脉，引发关节红肿热痛；并认为痛风之毒从阳明胃经逐步向内深入，日积月累，内渗于脏腑，病情深重。

病因病机

痛风发生的原因为人体正气不足，脏腑功能失调，以致湿热痰瘀等病理产物聚于体内，留滞经络；又因外邪侵袭，饮食劳倦，房事不节，内外合邪，气血凝结不通所致。湿热蕴结证常见于痛风性关节炎的急性发作期，感受外邪、饮食不节、阴阳失调、七情内伤等皆为脏腑功能失调的致病因素，病理性代谢产物聚于体内而不能及时排出，从而蕴结成毒，以脾肾亏虚为本，邪毒贯穿疾病的全过程。其主要病机包括以下几个方面。

1 脾胃湿热

湿热之邪停留于脾胃，以致脾失健运、胃失和降所形成的证候。脾胃气机升降失和，尿酸浊毒排泄障碍。《素问·厥论篇》提出："脾主为胃行其津液者也。"《素问·至真要大论篇》谓："诸湿肿满，皆属于脾。"湿邪内生，郁而化热。脾为运行水湿的枢纽，脾胃因各种原因受损，使其运化失常而水湿内停。湿邪内阻日久，郁而化热，形成湿热之证。清·章虚谷《医门棒喝》提出："胃为戊土属阳，脾为己土属阴，湿土之气同类相召，故湿热之邪，始虽外受，终归脾胃。"清·叶天士《温热论》则提出，湿热证属于内邪与外邪合为病，"外邪入里，里湿为合"。即发病的直接原因为外感之邪，而内在原因为内蕴之湿。

2 肝胆湿热

湿热邪气停留于肝胆，主要病因是饮食不调，嗜酒或过食肥甘辛辣，酿成湿热，日久化热，交阻于肝胆所致；亦可因外感湿热或脾虚内生湿热致病。痛风性关节炎患者是因饮食偏嗜而致湿热内生，湿热痹阻络脉，则气血运行不畅。

3 膀胱湿热

湿热之邪蕴结于下焦膀胱，气化无权，多由于饮食不节，偏嗜肥甘厚味或嗜酒而致湿热内生；或外感湿热之邪，下注膀胱，使气化不利致小便异常，则成膀胱湿热证。膀胱主贮存和排泄尿液，肾气与膀胱之气的升降协调是膀胱贮存与排泄尿液的重要条件。痛风性关节炎患者素体多虚，且嗜酒、过食肥甘厚腻，致脾虚失运，湿浊内生，日久化热，下注足踝，痹阻络脉，气血凝滞，不通则痛，故见关节肿痛、畸形。

痛风的发生发展与浊、毒亦有着密切的联系。由于生活水平提高，居安厚味、好逸恶劳、高嘌呤饮食、饮酒等因素致气机升降失常，"五气之溢"使瘀血内蓄而致"气涩血浊"而变生本病。尿酸属于浊毒，浊毒源于湿邪。湿浊之邪侵犯人体，导致脾肾功能失调，致湿热痰浊内生；肾司二便，排湿泄浊缓慢量少，则湿浊内聚，蕴积体内日久以致浊毒内生；加之外感浊毒侵犯人体，内伏血脉，损耗气血，酿生湿热痰瘀，攻于手足，阻滞经脉进而发病。本病发病之本乃中焦脾虚，发病之标乃湿浊毒瘀为患。病机乃先天不足，正气亏虚，脾运失司；加之酗酒厚味，损伤脾胃，化生湿浊。湿热浊毒因血行迟涩而稽留不行，蒸灼气血，阻滞经络，故关节红肿疼痛而不可忍。浊毒初发，仅妨碍气血之流行，若及时流散，则关节可恢复正常；若湿热浊毒蒸酿气血津液，生成痰瘀，久则可由无形变有形，于关节处见痰核肿块。有形之瘀更阻气血，则关节持续疼痛，甚或畸形。湿热之毒本应经肾之蒸化，从膀胱排出。而湿热之邪留于肾，反损肾之精气，使肾脏失其蒸腾气化之司。

临床表现

1 无症状期

大多数原发性高尿酸血症仅有血清尿酸的波动性或持续性增高，从发现高尿酸血症到痛风发作可长达数年至数十年。5% ~ 15%的高尿酸血症患者可发展成为痛风，且随着年龄的增长和血清尿酸水平的升高，痛风发作的风险增大。

2 急性关节炎期及间歇期

此时期常于饮食不当、剧烈活动或劳累后发病，典型发作有以下特点：①午夜或凌晨突然发病，关节剧痛难忍，数小时内受累的关节发红和肿胀，局部皮温较高，触痛明显；②单侧第1跖趾关节最常受累；③发作多在1~2周自行缓解；④常伴有高尿酸血症，但20%左右的患者痛风急性发作期血清尿酸在正常水平；⑤痛风石或关节液中可发现特征性的尿酸盐结晶。部分患者可出现发热、周身不适等症状，秋水仙碱和糖皮质激素可迅速缓解症状。

3 痛风石及慢性关节炎期

首次发作后未经规范治疗的痛风患者约70%会出现痛风石，常出现于第1跖趾关节和耳廓，亦可见于手指关节、前臂伸面、肘关节及眼睑皮下组织等部位。痛风石常为隆起的乳白色赘生物，大小不一，破溃后可流出白色或乳白色豆渣状或糊状物。痛风发作后如果诊治不及时，可演变为慢性痛风性关节炎。受累关节常呈非对称性不规则肿胀、疼痛与压痛，部分关节肿痛可无明显间歇期，关节周围软组织可见大小不等的痛风石。

4 肾脏病变

①尿酸盐性肾结石病：10%~25%的痛风患者肾内有尿酸盐结石，小的结石可以随尿液排出，无任何症状；但是较大的结石可能在移动过程中导致尿路梗阻，引起肾绞痛、血尿、肾积水，若继发感染可引起肾盂肾炎、肾积脓或肾周围炎，严重者可诱发急性肾功能衰竭。②尿酸盐性肾病：亦称之为痛风性肾病，发生于20%~25%的痛风患者，通常隐匿起病，早期常仅有间歇性蛋白尿，随着病情的发展蛋白尿可转为持续性，多伴有肾小管浓缩功能减退，可出现夜尿增多、尿比重下降；晚期可进展为肾功能不全。

五

治疗

1　湿热蕴结

痛风发作时多见红肿热痛，以热象居多，多因患者过食肥甘滋腻，内生湿浊久郁化热。临床治疗以清热利湿、解表透邪为原则。《金匮要略》中白虎加桂枝汤虽为论治温疟，本质是治疗里热的同时兼以解表，且桂枝不仅有解表之效，亦有通络之功，而本证病机是湿热火毒内蕴，外感风寒之邪，从方症对应而言，《金匮要略》："温疟者，其脉如平，身无寒但热，骨节疼烦，时呕，白虎加桂枝汤主之。"

2　寒湿痹阻

痛风患者湿热、火毒、血瘀内邪已生，受寒邪侵袭，收引凝滞，更加重内邪留滞，阻碍气机，血脉不通。《金匮要略》："诸肢节疼痛、身体尪羸、脚肿如脱、头眩短气、温温欲吐者，桂枝芍药知母汤主之。"方中桂枝、麻黄、防风散寒祛湿于表，芍药、知母、甘草养阴清热于中，干姜温中化饮，白术、附子温阳祛湿于下。若呕剧，可换干姜为生姜以降逆止呕。

3　痰湿瘀滞

本证多见于痛风缓解期，其根本为阳气受损，气化不利，痰湿内生碍脾，脾气不运，脾阳虚则痰湿不得化，脾为后天之本，脾虚血无所生，筋脉不得养。治以化痰祛湿，活血通络。五苓散虽是治疗水逆病之专方，实则为上、中、下通调并治，方中猪苓、茯苓、泽泻淡渗利湿，白术健脾祛痰，更以桂枝辛散之性温阳化气，通达内外，清利痰湿。

4　脾肾亏虚

痛风病久损伤脾肾，运化失调，湿浊与血瘀互结，内热煎灼，留于关节，生成痛风石。叶桂（字天士）："虚人久痹宜养肝肾气血。"治法应以温补肾元、健脾补虚为主，以附子理中汤加减，方中附子、肉桂中补脾阳，下益肾火，党参、甘草补脾益气，白术、干姜温阳而祛湿，培土以生火，益火而补土，相辅相成，互为调节。桂枝与肉桂同用，在补阳的同时温通四肢经脉，通达阳气，苍术、茯苓健脾祛湿，川牛膝活血通经、补益肝肾，山药、熟地黄、菟丝子、补骨脂补肾生血、益精填髓。

常言道"百病皆从口入"，《素问·生气通天论》云："高粱之变，足生大丁"，明·张介宾在《类经·十三卷·疾病分类五》中指出"膏粱，即肥甘厚味也"。痛风是由于长期过食高嘌呤饮食导致血尿酸升高所致，而高嘌呤饮食包括酒、高脂、高蛋白、高糖饮食及动物内脏、海鲜等。因此合理控制饮食结构，减少高嘌呤饮食的摄入是减少痛风发病的关键因素。在痛风的治疗中，加强健康宣教和饮食指导，控制高脂、高糖饮食及动物内脏、海鲜等高嘌呤饮食的摄入是治疗的基础。

临证医案

贾某，男，50岁，2023年3月28日初诊。

【主诉】左足第一跖趾关节肿痛1周。

【现病史】患者8年前于当地医院确诊为痛风，其间不规律服用非布司他、秋水仙碱等药物（患者自行服用，信息不详），1周前进食大量啤酒海鲜，于第二天早晨出现左足第一跖趾关节肿痛，不能行走，痛不可触。自行口服非甾体类抗炎药及非布司他，效果不佳，于当地医院检查，血尿酸528μmmol/L。现症见：左足第一跖趾关节肿胀疼痛，夜间加重，拒触，皮温正常，行走困难，畏寒肢冷，口苦，口不渴，偶有恶心，大便黏，眠差，舌紫暗，苔白厚，脉沉。

【诊断】中医诊断：痛风病（寒湿痹阻证）；西医诊断：痛风。

【治法】祛风除湿，通阳散寒。

【处方】

桂枝 9g，赤芍 12g，白芍 12g，麻黄 6g，干姜 6g，白术 15g，知母 12g，防风 12g，制附子 6g，生甘草 6g，茯苓 15g，牡丹皮 15g，炒桃仁 12g，威灵仙 20g，川牛膝 35g。7剂，水煎，分早晚2次饭后半小时温服。

【二诊】 2023年4月6日，患者服上方3剂症状缓解，7剂关节肿痛消失，行走正常，现偶有畏寒，大便黏，眠差。上方去威灵仙，加炒酸枣仁15g，嘱患者继服7剂以巩固疗效，少食油腻，低嘌呤饮食。

【三诊】 2023年4月14日，患者现行走正常，畏寒消失，纳寐可，二便调。为巩固疗效，二诊方减去川牛膝、制附子，加用枳壳12g，石斛12g，再服7剂。

【按语】 患者为中年男性，平素久居海边，偏食酒肉、海鲜，且痛风病史已有8年，今因饮食无度而再次诱发痛风发作。根据其居住环境、饮食偏好、症状表现，辨证为寒湿痹阻，予桂枝芍药知母汤加减，方中桂枝温通经脉，配以茯苓、麻黄、防风散寒祛湿，白芍缓急止痛，知母、甘草养阴清热，干姜温中，白术、附子温阳祛湿，赤芍、牡丹皮、炒桃仁活血化瘀，威灵仙、川牛膝通经活络、补益肝肾。本方以通阳散寒、祛风除湿为主，兼补肝肾，活血通络，以快速消肿止痛。

七

经验总结

1　重视脾脏的调护

脾为后天之本，气血生化之源，脾主运化，脾土健运则能运化水谷精微为气血，输布并濡养各个脏腑器官。饮食、劳倦与脾关系密切，痛风患者多喜食肥甘厚腻，饮食不节，且大多数在痛风急性发作前均有高嘌呤食物食用史，肥甘厚腻易碍脾，导致脾失健运，升清降浊功能失司，运化水湿功能失常，湿邪易停滞体内，注四肢关节，郁而化热，日久湿热毒邪而生，痹阻经脉、关节等，则易发本病，患者除有各个关节红肿热痛等症状之外，还可伴有精神不振、神疲乏力、胃纳不佳、脘腹胀闷、便溏、口中黏或者口干不欲饮、苔腻、脉细滑等脾胃虚弱证候。《素问·至真要大论》曰"诸湿肿满，皆属于脾"。脾喜燥恶湿，湿邪困脾，其性重着黏腻，阻遏气机，妨碍脾胃的运化，而脾虚又易生湿，内外之湿相合为病，日久不愈，脾气更虚，脾虚则湿浊易停滞，反复恶性循环，经气不利致痛风易反复发作，亦有研究表明，脾虚患者免疫力低下是痛风发病及经久不愈的基础。

2 辨证施治

根据患者的病史、症状表现和个体特点，进行辨证施治，做到个体化诊疗。

3 饮食疗法

合理控制饮食结构，减少高嘌呤饮食的摄入是治疗的基础。患者宜低嘌呤饮食，少食油腻，避免过度饮酒、过食肥甘厚味或海鲜等高嘌呤食物。

4 药物治疗

中药治疗痛风可以选用具有祛风除湿、通阳散寒、活血化瘀、补益肝肾等作用的药物进行治疗。在治疗过程中，根据患者的症状变化进行加减调整，以达到最佳疗效。

5 持续治疗过程

治疗痛风需要持续进行，不仅要缓解急性发作的症状，还要巩固疗效，预防复发。需要根据患者的情况，持续进行药物治疗，同时注意养成健康的生活和饮食习惯。

中医治疗痛风着重于辨证施治、饮食疗法、药物治疗和持续治疗过程等方面，同时实现疾病的预防须重视脾脏的调护，并结合中药的特点和患者的实际情况进行综合治疗。

八 摄生调护

保持心情舒畅，避免过度劳累和紧张，正确对待疾病，树立战胜疾病的信心。生活要有规律，肥胖者应当减轻体重。

要严格控制饮食，避免进食高嘌呤的食物，推荐食用低嘌呤饮食，多吃碱性食物，不饮含糖饮料，严格戒酒，每天饮水2000毫升以上，这样有助于尿酸从尿液的排出。

应定期进行适度的有氧运动，遵循循序渐进、持之以恒的原则，且运动时要注意保护好关节。

应定期进行自我体检，比如平时可用手触摸耳轮皮肤及手足关节处，检查是否有痛风石。

注意复查血尿酸及相关指标，以及时调整药物治疗，定期去门诊随诊。

第八节　从肝论治痤疮

概述

　　痤疮，现代医学称之为寻常性痤疮，是一种临床常见的慢性毛囊皮脂腺炎症性疾病，可发生于任何年龄阶段的人群，但多发于青春期，流行病学调查研究发现，80%～90%的青少年患过痤疮，在我国痤疮的患病率约为45.6%，且近年来痤疮的发病呈逐年上升的趋势，超过90%的男性和80%的女性在21岁时发病。青春期痤疮男性发病率高于女性，而在25岁以上的成年人群中，女性患者痤疮的发病率较男性患者更高。多发于面部，常伴有皮脂溢出，皮损主要发生于面部(99%)、背部(60%)和胸部(15%)等油脂分泌旺盛的部位，表现为粉刺及丘疹、脓疱、结节、囊肿等多形性皮损，多呈对称性分布。本病有自限性，大部分患者在青春期后症状可自然减轻或痊愈，因此俗称"青春痘"。痤疮可导致炎症后色素沉着和永久性瘢痕，例如黑痘印、红痘印、痘坑等，严重者可致毁容，约有3%～7%的患者会遗留完全无法治愈的瘢痕，从而影响外貌，因此其对患者情绪、社交活动、学习工作和人际关系可能产生显著行为及心理性影响，如抑郁、焦虑、社会孤立征及自信心受损等。

　　除了多发于青春期的寻常痤疮外，痤疮还有许多特殊类型，如：

①聚合性痤疮：表现为多发的结节、囊肿、窦道及瘢痕；②暴发性痤疮：痤疮症状突然加重，并出现发热、关节痛及贫血等全身症状；③药物性痤疮：和雄激素、糖皮质激素及含卤素等药物相关；④青春期前痤疮：包括新生儿痤疮、婴儿痤疮及儿童痤疮等，与激素和内分泌有关；⑤月经前痤疮：女性患者尤其是成年女性患者容易出现月经前加重或者发生痤疮；⑥化妆品痤疮：化妆品中的抑菌物质、皂类或脂肪酸盐等可引起皮脂分泌导管内径狭窄、开口处机械性堵塞或毛囊口炎症；⑦职业性痤疮：由生产劳动中接触矿物油类或某些卤代烃类引起；⑧表皮剥脱性痤疮：表现为相对轻微的粉刺或炎性丘疹被长期过度挤捏和抓挠，从而导致糜烂和瘢痕，常见于年轻女性，可能伴有潜在的精神疾病。

由于痤疮以颜面、胸、背部等处的针头或米粒大小如刺皮疹，可挤出白色粉渣样物为特征，因此中医古籍中将痤疮称为"粉刺""肺风粉刺""酒刺""面皰"，俗称"暗疮""青春痘"。在早期史料中对痤疮也有所记载，如我国最早的中医经典论著《黄帝内经》所记载的"皶"及"痤"均为古代中医学对痤疮最早的认识。《素问·至真要大论》曰："诸痛痒疮，皆属于心。"心主血脉，其华在面，心火亢盛，面易生疮。《素问吴注·卷二十二》中有"热甚则痛，热微则痒，疮则热灼之所致也。"说明心中有火热之邪时，热轻会致痒，热重也会致痛成疮。

肝与痤疮的关系

从中医学角度而言，肝主疏泄，是指肝脏能主导和维持全身气机疏通畅达功能，其机制主要是调畅气机。本病起于情志不调。若情志不畅，肝调畅气机功能失常，气机郁滞，进而致肝主疏泄失常，不能正常疏达腠理、血脉、冲任等，腠理开阖失司，气血津液运行受阻，气血、痰浊、瘀血郁闭于腠理，腠理失其濡养或腠理郁闭发为痤疮。临床表现主要由于肝郁化火，肝火离位上扰头面；或饮食辛辣刺激，脾失健运，湿邪内生加之素体阳热之邪亢盛，形成湿热之邪，日久热瘀之邪壅盛，热壅肉腐，腠理开阖失司而发痤疮；头为诸阳之会，因此主要发于头面部；气分热盛日久，深入营血，营血之热，燔灼人体经络，日久湿热邪气从人体"阴脉之海"和"阳脉之海"之任督二脉透出，则发于胸背部。日久气血瘀滞则可见色素沉着和永久性瘢痕。

二 病因病机

中医学认为，痤疮病变主要脏腑在肝，累及心、脾胃、肺。临床病理因素以湿热、瘀血、阴虚为主，且与风、寒、湿、热等邪气，痰、瘀顽邪以及禀赋、饮食、情志等相关。

（1）肝郁化火，痰瘀互结 肝主疏泄，性喜条达。若肝气不舒，侮脾生湿，日久肝郁化火，湿热交杂上犯头面；或肝郁气滞，血行不畅，致使血瘀，同时，肝为心之母，肝气郁久化热，肝火旺盛，引动心火，心血炼营为瘀；且肝火过旺，炼液生痰，久则痰瘀相结，均可诱发本病。

（2）外感侵袭，肺经郁热 《黄帝内经》中记载有"汗出见湿，乃生痤痱"，由于肺合皮毛，汗出致使毛孔舒张，湿邪入侵或感受风寒，毛窍壅闭而发，轻为粉刺，重者郁而化热生痤的思想。认为其发病赖于"湿""寒"之交杂，郁于肌表，成为中医学对痤疮病因认识的理论源头。除寒湿致病外，外感阳邪亦会发病，如《万病回春》"肺风粉刺，上焦火热也"，《石室秘录》"粉刺之症，乃肺热而风吹之"中的"风""火"都为阳邪，侵袭肌表发于本病。又因肺为娇脏，不耐寒热，外感侵袭，肺脏首当其冲，久则化热生（痤）疮，故已成为痤疮发病的基本病因。

（3）**脾胃湿热，上熏于肺** 脾主运化，升清降浊，与胃相表里，五行与肺母子相称，且脾喜燥恶湿，湿困脾则母病及子犯于肺，隋代巢氏总结了"饮酒当风""饮酒以冷水洗面"致使风热之气上乘于头面致病。然除风热外因，酒亦为辛热之品，多饮伤及脾胃，湿热尤易发病。后清代医家认识逐广，在前人之上，补充"好饮者，胃中糟粕之味，熏蒸肺脏"的理论。可见若饮食多辛辣厚味及酒辛之品，易生湿热，致病脾肺，乃生痤痱。

（4）**肝肾亏虚，致病冲任** 清代有"八脉隶乎肝肾"之说，重视冲任与脏腑之间的关系，不可单独而论，为以肝肾致病冲任论治痤疮提供了理论基础。肾阴不足，虚火燔灼冲任；肾阳虚衰，寒于冲任；肝阴亏虚，冲任失养。加以肝肾同源，肝阴亏虚乃肾阴不足，致使冲任之本不足而失调，致病痤疮，尤其以女性经期前后皮疹加重多见。

临床表现

痤疮皮损多发于面颊、额部，其次是胸部、背部及肩部。多对称性发生，常伴有皮脂溢出。痤疮皮损类型是由其不同的病理阶段所决定。通常主要表现为粉刺、炎性丘疹、表浅脓包、结节、囊肿和瘢痕。一般初发皮损为毛囊一直的圆锥性丘疹，如黑头粉刺或白头粉刺（亦称闭合性粉刺）；皮损加重后可形成炎性丘疹，顶端有小脓疱；继续发展可形成大小不等的暗红色结节或囊肿，挤压时有波动感，经久不愈，可化脓形成脓肿，破溃后常形成瘢痕和窦道。各种皮损大小、深浅不一，常以其中一二种为主。痤疮一般无明显自觉症状，炎症明显时自感疼痛。病程慢性，时轻时重，自觉轻度瘙痒。病程长短不一，部分患者至中年病情方逐渐缓解，可遗留有色素沉着、萎缩性或增生性瘢痕。

五

治疗

1　中药内服

① 以面部丘疹、粉刺较多者，多属于邪热在表，治以清热解毒、宣肺开窍，多用金银花、连翘、黄芩、蒲公英、白鲜皮、黄柏、丹参等药。

② 以皮肤红斑明显者，多属于血热已盛，治以清热燥湿、凉血解毒，多用鱼腥草、龙胆、败酱草、蒲公英、紫花地丁、白鲜皮等药。

③ 以结节、囊肿、瘢痕明显者，多属于痰瘀与火热互结，治以清热利湿，多用金银花、连翘、黄芩、板蓝根等药。

④ 以皮肤瘙痒为主者，多属于湿热蕴结于肌表腠理，治以清热利湿，多用土茯苓、党参、白术、黄柏、白鲜皮、泽泻、木香等药。

⑤ 女性患者因血热而兼有月经不调者，配合调理冲任，多用桃仁、红花、当归、赤芍、川芎等药。

⑥ 除上述主要症状之外，临床尚需要根据疾病辨证论治，进行药物加减。

若肝气郁滞明显者，合四逆散疏达肝气，调畅气机。

肝郁内热明显者，合化肝煎疏肝理气，清热解毒，活血散结。

肝经郁热、相火上扰、火热之证明显者，合用《医宗金鉴》之柴胡清肝散加强清肝泻火之功。

便秘者加火麻仁、郁李仁通下泻热，给邪以出路。

红肿赤痛明显者加生石膏清泄肺胃之热。

皮疹暗红，肿势不显，连结成片，较为坚硬，加桃仁、红花、茜草、丹参加强活血化瘀之效。

伴咽痛、发热者加金银花、连翘、防风增加清热解毒之功。

皮肤瘙痒较甚者，加白鲜皮、地肤子清热解毒，祛风止痒。

2　中药外治

外用可以使药物直接透皮吸收，有清热解毒、散结消肿、活血化瘀、消斑美白等作用。中药外用通过局部作用使药物直达病所，提高了药物的生物利用度，避免了药物吸收及代谢过程中的损耗，使用方便，在临床上对轻、中度面部痤疮效果明显，且不良反应少。

（1）中药熏蒸　主要是通过煎煮中药至沸腾时产生蒸汽熏蒸以直接作用于全身或局部的皮损处，以达治疗目的的方法。药物熏蒸法可使药液更容易渗入腠理毛孔，有效发挥祛风散寒、舒筋通络的作用，且熏蒸时局部皮肤温度升高，可更好地改善局部微循环，从而促进药物的吸收。临床常采用三黄洗剂等中草药进行熏蒸治疗，能通过蒸汽和药物的双重作用，达到疏通皮毛腠理，宣发肺气，清热解毒而治疗本病。

（2）中药湿敷　可将纱布浸温药液敷于皮肤，使中药直接经皮肤吸收，具有通窍祛邪，直透脉络，清洁收敛，消肿止痛，解毒止痒，改善局部血液循环，促进药物吸收等功效。湿敷常用药物为黄芩、黄柏、透骨草、马齿苋、连翘、丹参、皂角等。

（3）中药外搽　颠倒散为外敷药的经典方。此方选取大黄、硫黄等份，为末，调成糊状，外敷红斑丘疹处。若脓疱、囊肿为主，可外敷清热解毒消肿的金黄散进行治疗。若局部红肿瘙痒明显可使用复方黄柏液外搽治疗。

（4）中药面膜　常用药物为金银花、野菊花、连翘、夏枯草、茯苓、白芷、白术、当归、丹参、黄芩等，可随症加减后研磨成粉末外用。中药面膜治疗痤疮具有不良反应轻微，复发率低的优点。

3　其他疗法

中医非药物疗法多种多样且应用广泛，两种或多种疗法联合应用可产生协同作用，对各种类型的痤疮均可取得较好疗效，具有疗效显著、操作简便、安全性好等优点，适宜在基层医疗机构中推广应用。但目前中医非药物疗法的辨证具有主观性，辨证分型、诊断标准不统一，虽然非药物疗法操作简单易行，但是治疗操作者的熟练程度仍可明显影响治疗结果。以下介绍临床常用的一些中医非药物疗法。

(1) 放血疗法　是用"三棱针"刺破人体特定部位的浅表血管，放出适量的血液，具有泻火解毒，调和气血的作用。此方法包括阿是穴点刺放血、背俞穴刺络拔罐、耳尖放血等。刺络拔罐疗法是一种针刺治疗方法，快速点刺病变部位或穴位至出血，然后拔火罐。它通过刺络和负压产生的机械刺激，加快毒素、废物的清除与排泄。

(2) 火针疗法　《内经》称为"燔针"，张仲景《伤寒杂病论》称之"烧针"，至《千金要方》方命名为"火针"。用火针治疗痤疮，主要是借助火针穿刺之力，开门祛邪，引热外达，从而起到穿刺引流、化腐生新、祛瘀消肿、软坚散结的作用。火针针体细，易于燃烧，易于操作，同时具有创伤小、疼痛少、出血少、经济方便等优点。

(3) 针刺疗法　包括针刺加拔罐、温针灸加走罐、针刺结合面部闪罐、近端结合远端针刺、针刺结合中药、锋针配合拔罐等，在治疗痤疮方面疗效显著。针灸疗法对痤疮的治疗也有一定的疗效。针刺疗法具有调节机体阴阳平衡的作用，对痤疮有一定的治疗效果，尤其是在一些疾病的早期阶段，对疾病有较好的预防和治疗作用。临床上采用针刺治疗痤疮，一般选合谷、太冲、太溪、三阴交等穴。

(4) 穴位埋线　穴位埋线是根据患者痤疮证型，用针具将可吸收羊肠线埋入患者穴位，线在吸收的过程中对穴位能产生稳定而持久的刺激，从而达到治疗疾病的效果。常用穴位为肺俞穴、肝俞穴、脾俞穴、膈俞穴、曲池穴、丰隆穴、足三里穴等。穴位埋线具有清热活血、行气祛瘀、调节脏腑功能、激发经气的作用，羊肠线埋入后持续刺激穴位，作用持久且无不良反应，对脾虚湿盛型痤疮患者疗效肯定，能调控患者的全身经络气血运行、脏腑阴阳平衡。现代医学研究发现，穴位埋线治疗痤疮是异体蛋白埋入人体，通过持久的刺激从而降低患者体内睾酮水平、调节免疫、增强免疫细胞活性等功能。需注意，由于针具较粗，埋线部位较针灸及火针部位更深，操作过程中需严格遵守无菌操作，保证针体与羊肠线的无菌，出针后羊肠线不得露出皮肤，背部俞穴需斜刺30°避免伤及肺脏造成气胸，进针时嘱患者吸气能减轻痛感。

（5）刮痧疗法 临床上刮痧疗法治疗痤疮常选取3条路线：督脉线上百会至前发际、大椎至身柱、膀胱经上大杼至胃俞，然后用相应操作手法在背部沿经络循行来回反复摩擦，避开背部痤疮、毛囊炎等皮损，刮至出痧为度。《黄帝内经》提出："有诸内，必形诸外。"说明痤疮的发生与体内气血经络运行联系密切。刮痧疗法具有活血化瘀、行气通络的功效，反复摩擦激发背部督脉、膀胱经经气的运行，能直接改善患者的气血循环状态，双侧膀胱经能调控人体脏腑功能，调畅内部气血而起到治疗痤疮的作用，达到疏风清热、泻火解毒等功效，对肺经风热型、脾胃湿热型痤疮患者疗效更佳。操作过程中需注意力度适中，避免刮破皮肤造成感染，治疗完毕后用棉球擦净刮痧油，嘱患者休息30min，询问有无不适，局部皮肤瘀点、瘀斑可持续数天，为正常现象。现代研究发现，刮痧疗法可改善血液循环、增强细胞吞噬作用、使病变过程逆转。综合而言，刮痧疗法具有操作简单、易于实施、疗效可靠、痤疮患者接受度高、减少复发等优点，是非药物治疗痤疮的一种重要方法。

（6）耳穴压豆 耳穴压豆是将王不留行籽消毒后贴放在大小合适的医用胶布上备用，然后消毒患者耳部，将王不留行籽放置并固定于患者耳部穴位上，临床上，寻常痤疮患者常选择双侧内分泌穴、肺穴、胃穴、肝穴、肾上腺穴、大肠穴以及相应阳性反应点，以适当的压力在所固定穴位进行按压，使患者感到轻微涨疼、发红、发热，以刺激局部经络气血运行，并嘱患者每天按压3～5次，每穴位按压2～3min，力度适中，避免压伤皮肤，可明显改善患者皮损。

六

临证医案

1 病案一

患者，女，23岁，2022年10月28日初诊。

【主诉】颜面部痤疮6年余，加重半月。

【现病史】患者诉自高中时期起多发颜面部痤疮，冬季多发，一直未规律治疗；近半月以来，因工作压力过大，除颜面部外，前胸后背出现痤疮，伴疼痛、瘙痒。平素患者饮食作息规律，多思多虑，时有心烦，急躁易怒，纳食可，夜寐欠佳，自觉夜间燥热，影响睡眠，二便调。舌质红，苔色黄、质微腻，脉细数。月经周期约32日。现患者为求进一步诊治，就诊我科，要求中医治疗。

【诊断】中医诊断：痤疮（心肝火旺证）；西医诊断：寻常痤疮。

【治法】清心凉血，泻肝利湿。

【处方】

① 中药处方：柴胡15g，醋香附15g，蜜远志12g，合欢皮12g，车前子12g，炒山栀12g，蒲公英30g，土茯苓10g，地肤子10g，炒黄柏12g，蝉蜕10g，生地黄20g，金银花12g，淡竹叶10g，炙甘草8g。21剂，水煎服，一日2次，早晚分服。

② 复方黄柏液：每日1次外用。

【二诊】2022年11月18日，患者诉痤疮瘙痒较前明显好转，痤疮仍未见明显消退，余无明显不适，前方继用，加槐花12g，地榆12g，连翘12g。21剂，水煎服，一日2次，早晚分服；复方黄柏液续用。

【三诊】2022年12月9日，患者颜面部及胸背部痤疮已消，二诊方继用，去连翘、土茯苓、地榆、槐花，加黄芪30g，21剂，水煎服，一日2次，早晚分服。

【四诊】2022年12月30日，患者较前明显好转。嘱其不适随诊。

【按语】本案中患者为青年女性，高中时期因学习压力过大，肝气不舒，日久见气郁化火。近半月来，因工作压力，肝郁加重，肝火偏旺，引动心火，心主血，肝藏血，心肝火旺，则营血热盛。同时，心为阳中之阳，肝为阴中之阳，阴阳气血俱热，发于人体任督二脉及诸阳之会，故见痤疮加重，发于颜面及前胸后背部。

本证从肝论治，故以柴胡、香附疏解肝经之气郁，以解疾病之始，其中，香附以醋炮制，引药入肝，直达病所；心肝火旺，用蒲公英、金银花、蝉蜕清心泻肝；气血俱热，宗叶天士"入营犹可透热转气""到气才可清气"之法，用炒山栀、生地黄、炒黄柏清气凉血；心肝阴经气血热盛，夜间心神被扰，燥热难寐，故使用安神之远志、合欢皮；患者皮肤瘙痒，此为湿热邪气郁于皮下，故使用土茯苓、地肤子以清热燥湿止痒；为使热邪从体内而出，用车前子、淡竹叶清热利湿；全方寒热并用，考虑患者既往有慢性非萎缩性胃炎，不宜寒凉太过，故用炙甘草调和诸药。患者二诊瘙痒已解，痤疮未消，是热邪未退之象，故加用地榆、槐花以凉血，"疮家圣药"之连翘清气。三诊患者痤疮已消，但气血未复，故去凉遏之连翘、土茯苓、地榆、槐花，加用另一"疮家圣药"黄芪，以补气养血，敛疮生肌。该患者为一青年女性，虽辨证为心肝火旺，但以气郁为本，化热灼营为其继发病机，故对于该患者，并未采用过于寒凉药物以清其热，而解郁为先，综合清热、祛湿等诸多治法而成方。

2 病案二

张某某，女，35岁，2022年11月15日初诊。

【主诉】面部痤疮10年余。

【现病史】患者10年前，曾发有面部痤疮，后经西医治疗，一直反复发作。现患者下巴及两颧部长有痤疮，色红，少许痤疮色暗红，部分有脓液流出，其余为黑色痘印瘢痕，面部自觉油腻。平素患者急躁易怒，多思多虑，恶热多汗，喜食辛辣刺激，甜品烧烤等肥甘厚味之品，夜寐安，大便难解，质干结，约3日一行，小便色黄。舌质红，苔黄腻，脉滑数。月经正常。

【诊断】中医诊断：痤疮（肝经湿热证）；西医诊断：寻常痤疮。

【治法】清泻肝火，凉血祛湿。

【处方】

① 中药处方

槐花15g，地榆15g，生地黄20g，酒黄芩15g，金银花15g，野菊花15g，牡丹皮12g，蒲公英30g，紫花地丁15g，车前草20g，茵陈15g，炒薏仁30g，土茯苓15g，荷叶20g，龙胆9g，炙甘草8g。21剂，水煎服，一日2次，早晚分服，服用时冲服熊胆粉0.1g。

② 复方黄柏液：每日1次，外用。

【二诊】2022年12月6日，患者现痤疮部分消退，下颌部及两颧部仍有少许痤疮，瘙痒明显，现患者月经即将来潮。前方继用，去熊胆粉，加地肤子12g。21剂，水煎服，一日2次，早晚分服。

【三诊】2022年12月27日，患者现痤疮较前明显消退，面部仍有黑色瘢痕。二诊方去槐花、地榆、牡丹皮、紫花地丁、龙胆，加黄芪30g，白芷15g，醋香附15g，柴胡15g，丹参30g，当归12g。21剂，水煎服，一日2次，早晚分服。

【四诊】现患者颜面部瘢痕较前明显好转，嘱患者不适随诊。

【按语】通过患者既往生活习惯及临床表现判断，患者由于过食辛辣刺激及肥甘厚味致使体内湿热郁积。尽管患者体内一派湿热征象，但大便秘结、质干，可见热无出路，因而深入营血，透出皮肤，发为痤疮。因此，本案治以清热凉血为主，佐以祛湿。方中龙胆专泄肝经湿热，熊胆粉专清肝经血热，二者合用，直达病变脏腑、清热利湿凉血；蒲公英、地榆、槐花、生地黄、牡丹皮、紫花地丁均为清热凉血之品，合用加强清热凉血之力；金银花、野菊花、黄芩清气分中热，旨在"透热转气"，气分热清，则血热自然外透；车前草、茵陈、炒薏仁、荷叶清热祛湿，使邪有出路；患者痤疮处瘙痒，加用土茯苓燥湿止痒；全方一派寒凉，恐伤胃气，故加用炙甘草以调和寒热之性，使全方不至过凉。

二诊，由于患者月经将至，故删去方中苦寒之熊胆粉，患者诉瘙痒明显，加用地肤子以增强燥湿止痒之效。三诊，患者面部痤疮已消，但患者颜面部留有黑色瘢痕，是痤疮日久，损伤血络，气血虚滞的表现。故撤去凉血之品，仅保留清气之物；加用黄芪、当归以补养气血；香附、柴胡疏解气滞；丹参通行血瘀，以上五药同用，使气血充盈旺盛通畅；肺合皮毛，故用一味白芷，引药达表，并燥人体之湿气。该患者素体湿热内蕴，故临证用药时一派寒凉，专攻湿热，又予寒凉方中，配入炙甘草以顾护人体中气。待患者病情好转之时，即撤去寒凉之品，加用疏肝理气，养血活血之药。这正是中医学中"急则治其标，缓则治其本"的具体体现和灵活运用。

七

经验总结

痤疮的发病主要在肝，其次在心、脾胃、肺，其病因主要为湿热邪气蕴结于皮毛肌腠，进一步导致气滞血瘀所造成。因此，笔者在总结元代外科大家齐德之治疗疡科用药经验之"消、托、补"三法的基础上提出：要治疗痤疮，首先要泻心肝之火；其次除脾胃之湿；再次开肺之外窍，即皮毛；再次行气血瘀滞；最后补人体之虚。

常用单药：熊胆粉。熊胆粉，中医学认为其味苦，性寒，归肝、胆、心经，具有清热解毒，平肝明目的作用。《先哲医话》认为"乱世人其气剽悍，肝胆气郁少。治世人其气游惰，肝胆气郁多。故宜以熊胆开其郁，令肝胆气达"。《银海精微》中记载以熊胆为君药之熊胆丸具有"治肝胆得热火邪为病，用清热解毒"。痤疮大多为肝郁日久，气郁化热，肝火旺盛，引动心火，灼伤营血，发于肌表而成，故临床使用熊胆粉一清心肝之热，二理心肝之气，以奏疏肝清热之功。

八

摄生调护

1　饮食管理

① 低脂低糖, 多吃鱼　研究表明, 饮食因素主要是通过影响胰岛素及胰岛素样生长因子(IGF)从而诱发或加重痤疮。高糖、高脂及高乳制品饮食均可促进胰岛素及IGF-1的分泌增加, 引起胰岛素抵抗, 导致痤疮发生。在痤疮期间尽量避免食用高油、高糖和乳制品。如肥肉、猪油、猪脑、奶油、猪肾、猪肝、鸡蛋、红糖、白糖、巧克力、冰糖、冰激凌、葡萄糖等。

② 补充Ω-3脂肪酸和γ亚油酸可显著减少炎性和非炎性痤疮损害的数量, 所以多吃鱼有助于减轻痤疮。清淡饮食, 减少食用辛辣刺激之物。研究发现, 水果或蔬菜摄入量低会引发痤疮, 尤其是在女性当中。多吃新鲜瓜果、蔬菜等富含膳食纤维的食物, 可促进胃肠蠕动, 保持大便通畅, 防止代谢废物留滞。

③ 同时还要尽量少进食可刺激雄激素分泌、刺激皮脂腺分泌的食物, 即腥发之物和辛辣之品、肉类中的热性食物亦要忌食, 如海鳗、海蟹、海虾、带鱼、公鸡、鲤鱼、猪头肉、驴肉、马肉、鹅肉、鹿肉、羊肉、狗肉、生葱、生蒜、辣椒、烈酒、浓茶、咖啡等。

④ 适当补充维生素, 调整食物结构维生素A可调整上皮细胞的代谢, 抑制上皮细胞的增生和毛囊的过度角化, 调节皮肤汗腺功能, 减少酸性代谢产物对表皮的侵袭, 有利于痤疮患者的康复。含维生素A丰富的食物有金针菇、胡萝卜、韭菜、菠菜、豆类等。此外, 锌有一定的抑制皮脂腺分泌皮脂和减轻细胞脱落与角化的作用。可适当食用瘦肉、花生、板栗、芝麻、桃仁、玉米等食物。

2　生活管理

① 日常生活中避免熬夜、长期接触电脑、暴晒等, 保证充足的睡

眠。注意面部清洁、保湿和减少皮脂分泌，保持大便通畅。

② 应选择温水或合适的洁面产品，去除皮肤表面多余的油脂、皮屑和细菌混合物，但忌过分清洗破坏皮脂膜。

③ 忌用手挤压、搔抓、粉刺和炎性丘疹等皮损。

3 情绪管理

痤疮患者，特别是重度痤疮患者较易引起焦虑、抑郁等心理问题，对这类患者还需配合必要的心理疏导。

第九节　从肾论治骨质疏松症

概述

骨质疏松症，是一类由于多种原因导致的骨量和骨基质等比例减少的疾病，以骨量低下、骨组织微结构破坏，导致骨脆性增加、易发生骨折为特征的全身性骨病，是临床常见的退行性疾病。简而言之，骨质疏松是一种骨强度下降、骨折风险增加的疾病。骨质疏松症多见于老年男性和绝经后妇女，研究发现，女性患骨质疏松症的危险概率是男性的3倍，绝经后的妇女约1/3患骨质疏松症，骨质疏松症也因此成为第六大慢性疾病。

骨质疏松症分为三大类：①由于年龄增长或性腺功能减退导致分泌激素减少等原因引起的骨质疏松，临床将其称为原发性骨质疏松症。原发性骨质疏松具体发病原因不明，主要包括绝经后骨质疏松症、老年性或退行性骨质疏松症。②在疾病和药物因素下引发的骨质疏松为继发性骨质疏松。③特发性骨质疏松是指非目前所知的任何原因引起的骨质疏松，是原发性骨质疏松的一个类型。广义上说，它包括特发性青少年骨质疏松和特发性成年骨质疏松。本病无明显的家族史和饮食史，男性和女性均可发生。特发性骨质疏松原因尚未明确，可能的原因是骨量的峰值下降造成骨量与同龄人比相对减少，多发生在青少年女性和有遗传病史的人群中。

骨质疏松症临床上以原发性骨质疏松和继发性骨质疏松多见。其中，绝经后骨质疏松症一般发生在妇女绝经后5 ~ 10年内；老年性骨质疏松症一般指老人70岁后发生的骨质疏松。研究表明，原发性骨质疏松症的发生与激素调控、营养状态、物理因素、免疫状况及遗传等因素有关。与骨质疏松症发病相关的其他因素包括种族、地区、饮食习惯、遗传等。例如，种族差异中，发病率由高到低依次是白种人、黄种人、黑种人；且有骨质疏松家族史、形体矮瘦者、有严重吸烟饮酒史者发病率均较高。特发性骨质疏松病因较多，包括各种慢性病（肾衰竭、钙吸收不良综合征）和各种药物（长期应用高盐饮食及抗癫痫药物、含铝抗酸剂、长期应用糖皮质激素等）所致的骨质疏松症。

中医学中并无"骨质疏松症"这一病名，但根据骨质疏松症的发病机制和临床表现，中医典籍中"骨枯""骨痿""骨痹""骨蚀"和骨质疏松症极为相似，其中定位定性最为准确的当属"骨痿"。同时，根据其特有的临床表现，将"骨痿"划分为"痿证"的范畴。此外，中医学认为"肾主骨"，因此骨痿又称为"肾痿"。"骨痿"发病时大多又以疼痛为主要发作性表现，此时属"痹"，故而本病实则为"本痿标痹"。

肾主骨生髓，肾虚是骨痿发生发展的根本。肾精充盈，髓骨得养，骨骼强壮；若肾精不足，骨失所养，则骨痿无力。同时，肝在体合筋，连接骨节，与肢体运动紧密相连。中医学理论认为，肝肾同源，乙癸同源，肝藏血，肾藏精，精血互生互化。当肾精亏虚时，肝的气血衰少，血不养筋，则行动迟缓，活动不利，掉振鼓栗，筋骨痿软；反之肾中之精充盈亦离不开血的滋养，肝肾藏泄互用，共具相火，若肝火旺盛，相火下劫肾阴，损伤肾精，亦可导致骨痿的发生。受新安医学"固本培元"思想的影响，作者同样重视脾在骨质疏松症中的作用。脾为后天之本，肾为先天之本，肾脏之元气不断得到脾胃所运化的水谷精微的滋养而得以发挥作用，所以健脾可以间接促进肾脏对骨骼的作用。此外，脾主肌肉。脾失健运则无力运化水谷精微，导致营养不足以支持四肢肌肉骨骼，使肌肉瘦削，不能养骨。因此在临证辨治骨质疏松症患者时，常以补肾为主，兼顾肝脾。

中医与人体骨代谢

骨的功能是为肌肉收缩提供附着处及保护内脏等重要的生命器官。所谓骨代谢是指骨的细胞在不停地进行着细胞代谢，有两种细胞在骨代谢中起着重要的作用，一种是吸收骨基质的破骨细胞，另一种是合成骨基质的成骨细胞。两者分布在骨膜、骨小梁及骨皮质处。在两种细胞相互作用的部位被称作基本多细胞单位。在每一个基本多细胞单位，骨可因破骨细胞的吸收而消失，也能被重新合成骨的成骨细胞所取代。有些成骨细胞被掺合在骨基质中变为骨细胞。其中，不仅骨的细胞之间会相互作用，同时还存在骨髓中的红细胞生成细胞、基质细胞相互作用，以进行骨的改建和重建。骨代谢平衡是维持骨骼健康的基础，该平衡遭到破坏会导致包括骨质疏松、骨关节炎、股骨头缺血性坏死等多种骨病的发生。而骨质疏松作为一种代谢性骨病，骨代谢的失衡是其主要发病机制，即骨吸收大于形成，其以破骨细胞活动占优势或成骨细胞活动不足、成骨性刺激不够等为主要致病因素。骨系统平衡一旦被打破，会导致骨量减少、骨皮质变薄、骨脆性增加，骨骼负载能力减弱的情况，从而导致骨质疏松症的发生与发展。

在中医学中，对于骨代谢没有明确的认知。中医学认为"肾主骨"，因此人体的骨代谢主要与肾直接相关，同时与心、肝、脾等其他脏器有着密切联系。肾为人体"先天之本"，内藏先天之精，精生髓，而髓又能充养人体之骨，髓藏于骨骼之中，称为骨髓。如《灵枢·脉经》云："人始生，先成精，精成而脑髓生，骨为干，脉为营，筋为刚，肉为墙，皮肤坚而毛发长。"肾精充足则骨髓充盈、生化有源，骨骼得到骨髓的滋养，才能筋骨强健，使得骨可以不断生长、发育、修复；肾精亏虚则骨失充养。《素问·痿论篇》中记载："肾气热，则腰脊不举，骨枯而髓减，发为骨痿"。故肾中精气的盛衰决定着骨骼之强劲与脆弱。

脾胃为人体后天之本，主运化水谷精微。脾能将饮食转化为人体所需的精微物质，饮食经胃消化腐熟后下传小肠，再由小肠泌别清浊，精微部分在脾气作用下输送到全身转化为精、气、血、津液等物质濡养全身，故《素问·玉机真藏论》云："脾为孤脏，中央土以灌四旁。"脾所运化的水谷精微被称为后天之精，正因为有后天之精不断的充养，才使得先天之精化生不竭。若脾气亏虚，后天水谷精微化生乏源，先天之精失于充养，日久导致肾精亏虚。同时，脾主肌肉，脾的功能健运，运化所产生的水谷精微才得以输送到全身，濡养全身肌肉，使四肢骨肉得以强壮，正如《素问·五藏生成论》中曰：脾"主运化水谷之精，以生养肌肉，故合肉。"

肝主人体之筋，筋附着于骨，如《杂病源流犀烛》就有相关记载："筋也者，所以束节络骨，绊肉弸皮，为一身之关纽，利全体之运动……人身之筋，到处皆有，纵横无算。"说明筋膜能够连接关节肌肉、主司运动。因此，人体的屈伸运动依赖筋膜，肝与肢体的运动密切相关。《素问·痿论》云："肝主身之筋膜…肝气衰则筋不能动"，肝主疏泄，能够舒畅条达全身的气机，若肝气郁结则气机不达，影响筋的活动。同时，肝藏血，为血海。气为血之帅，气行则血行，肝气条达舒畅则周身津液、血液的运行输布和调，经络通利，脏腑、肢体、官窍功能得以协调。肝血还具有滋润全身筋膜的功能，肝血充足，筋脉得以濡养，则筋肉强健，运动灵活。因此，肝的相关功能正常，可以使人体之筋更好地受到充养，从而使骨的生理功能更好地发挥。

肝肾同源，乙癸同源。肝藏血，肾藏精，精血皆由脾之运化的水谷之精化生和充养，且能相互资生。《内外伤辨惑论》云："肾主骨，为寒；

肝主筋，为风。自古肾肝之病同一治，以其递相维持也。"肝在五行属木，肾属水，根据母子相生关系，肝为肾之子，肝肾互为滋养，则肾精充沛，肝血充盛，筋骨健壮。肾精亏虚，骨髓化源不足；脾胃虚弱，后天之精不能化生；加之肝血不足，筋脉不充，不能濡养骨骼，就会出现骨骼脆弱乏力，发为"骨痿"。此外，心主血、肝藏血、脾生血，三脏调节血液使人体之骨可以不断获得血液的充养，以更好地发挥其支撑形体、保护内脏的功能。

病因病机

中医学认为，骨痿的病位在骨，病变主脏在肾，同时影响肝、脾，病理性质属虚证，病理以肝肾亏虚，精血不足为主。病因多由先天禀赋不足，后天调养失宜，久病失治，年老体衰，用药失当所引发，基本病机是肾虚精亏，髓少骨枯骨痿。正如《黄帝内经·素问·痿论》所提出的"肾气热，则腰脊不举，骨枯而髓减，发为骨痿""有所远行劳倦，逢大热而渴，渴则阳气内伐，内伐则热舍于肾。肾者水脏也，今水不胜火，则骨枯而髓虚，故足不任身，发为骨痿"。此外，通过现代研究肾脏的内分泌功能，可知肾脏分泌的激素来调节钙、磷代谢以此实现骨代谢具有重要作用，继而影响人全身骨骼生长发育，阐述了"肾主骨"这一理论。

（1）**素体虚弱**　先天禀赋不足、素体虚弱；或年老脏衰，肝肾两虚，精血不足；或久病重病之后气血亏虚。肾伤则精亏血少，血生精，精生髓，骨髓生化无源，不能滋养，则发为"骨痿"。从中医理论看骨质疏松症首先当责之于肾虚精亏。中医认为，骨与肾的关系最为密切。在生理上，肾为先天之本，肾藏精，精生髓，髓养骨，调节水液代谢，调节一身之阴阳。骨为肾所主，肾精的盛衰影响骨的生长、发育、强盛、衰弱的全过程。肾为先天水火之脏，元阴元阳所居之处，乃命门所系，元气之根也，是一身气化之源。在病因病机上，肾虚导致精亏，精亏导致髓失所养，成为骨髓空虚的骨质疏松症。

中医有"肝肾同源""乙癸同源""精血同源"之说，肝为乙木，主藏血；肾为癸水，主藏精；肝与肾关系密切，精血同源互化，水木母子关系，二者同盛同衰。若肝气郁结、失于条达，耗伤阴血，肝血不足，则肾精亏虚，使骨无所充、髓无所养，导致骨质疏松症的发生，尤其多见于绝经期妇女。且肝主疏泄，肾主封藏；肝主筋，肾主骨，肝血充盈，才能"淫气于筋"，肾精充盈，才能"生髓养骨"，二者相互影响，协同发挥主司人体运动的作用。

(2) 饮食不节　长期饮食不节，过食肥甘厚味，或偏嗜或不足，某些食物中含某种物质过多或过少，造成营养缺乏或过剩，引起脏腑阴阳偏盛。脾司运化而主肌肉，为气血生化之源，脾旺则四肢强健，脾虚则无以生髓养骨，骨髓空虚，发为"骨痿"。脾为后天之本，气血生化之源。脾运化水谷的功能正常，则能化生精、气、血、津液，且通过脾升胃降功能，调畅气机，使脏腑、经络、四肢百骸、筋肉皮毛等组织都能得到充分的营养，以后天之精充养先天之精，而进行正常的生理功能。脾在体主肌肉、主四肢。脾胃运化功能障碍，失其升清降浊的功能，枢机不利，气化失司，血不化精，不能主肌肉，则骨骼因精微不能灌溉，血虚不能营养，气虚不能充达，无以生髓养骨，必致肌肉瘦削，软弱无力，甚至痿弱不用，久痿必骨无所用，进而导致骨质疏松。因此李东垣在《脾胃论·脾胃盛衰论》中说："大抵脾胃虚弱，阳气不能生长，是春夏之令不行，五脏之气不生。脾病则下流乘肾，土克水则骨乏无力，是为骨蚀。"明确指出病位在骨，病因病机责之于脾胃虚弱，脾胃阳气不能升发，失去对五脏的濡养致五脏虚损，另外对于肾虚精亏，需要考虑到脾胃不足的病因病机，唯有通过补益脾胃才可使肾虚得以改善。

(3) 情志不调　五志过极，皆从火化，情志不调，气郁化火，火盛伤阴，阴虚火旺，肝藏血，肾藏精，肝肾同源，肾的精气有赖于肝血的滋养。若肝失调达，则肝郁耗血，可致肾精亏虚，骨髓失养，肢体不用。血、津液的正常运行和输布代谢及脾脏升清布散水谷精微，均依赖于肝的疏泄功能，筋骨亦需要肝血和津液的濡养才能发挥功能。情志抑郁或暴怒伤肝，或邪气阻滞皆可导致肝气郁结，气滞血瘀，经络受阻，筋骨失养。

（4）外邪侵袭 寒湿之邪凝滞筋肉关节，使筋肉关节气血运行不畅，筋伤骨损而发为骨质疏松症。骨质疏松症多发于老年人，因其脏腑功能衰退，肾虚精亏，体虚气弱，寒湿之邪乘其虚深侵入骨，骨脉失养而出现本病。同时寒湿具有凝滞之性，阻滞于筋肉关节，筋肉关节气血运行不畅，筋伤骨损而发为骨质疏松症。正如《素问·气穴论》："积寒留舍，荣卫不居，卷肉缩筋，肋肘不得伸，内为骨痹"，是对寒邪入骨引发骨痹的论述。《素问·阴阳二十五人篇》亦云："感于寒湿则善痹，骨痛爪枯也。"

在湿热方面，《素问·痿论》中曰："骨痿者，生于大热也。"认为是由于热伤津，肾阴亏，致水不胜火，骨骼经络失养致其发病。因此，单纯的热邪也是导致本病发生的外邪之一。另外，湿与热结合也是其病因。《素问·生气通天论》云："湿热不攘，大筋续短。小筋弛长，续短为拘，弛长为痿。"即湿热之邪侵入可导致骨痹的发生。湿热浸淫，阻滞气血运行，脉络失养，骨骼筋脉，脆弱无力，发为骨痿。

（5）气虚血瘀 人体的气血必须流注于全身，以供脏腑经络等组织器官的生理活动。若气血运行输布障碍，瘀血阻络，则必然影响骨的营养及骨代谢的进行，而易致骨质疏松的发生。血的运行必须有赖于气的推动作用，气虚则无以推动血行，使经络不通，气血不畅，必成血瘀。骨质疏松症的血瘀是在脾虚和肾虚的基础上产生的病理产物，作为一种致病因素，会反过来又加重脾肾的虚衰，使精微不布，血液瘀阻，停滞经络，进一步加重病情。《灵枢·营卫生会》曰"老者之气血衰，其肌肉枯，气道涩"，老年人元气渐虚，气虚则无力鼓动血液运行，血液运行迟缓，日久致血瘀而成本病。

四

临床表现

骨质疏松症本身并无明显的临床表现，但随着骨量丢失、骨微结构破坏、骨骼力学性能下降及微骨折的出现可表现出以下临床症状。

（1）疼痛 疼痛是骨质疏松症的常见症状，初期表现为开始活动时腰背疼痛或者全身骨痛，此后逐渐发展为持续性疼痛，可伴有肌肉痉挛，疼痛于久立、久坐等长时间保持固定姿势时加剧，并在日常生活中如用手向上持物、绊倒、用力开窗等情况下诱发或加剧，严重时翻身、起坐及行走有困难。

（2）脊柱变形 严重骨质疏松患者因出现压缩性骨折可有身高缩短和脊柱驼背畸形，是骨质疏松患者隐匿起病的一个重要的早期特征，常在连续测量身长时才能做出判断。同时，椎体压缩性骨折会导致脊髓神经受压，产生胸廓畸形，腹部受压，影响心肺功能等，进一步导致便秘、腹痛、腹胀、食欲不振等临床表现。

（3）骨折 骨质疏松患者的骨折属于脆性骨折，多因非外伤或轻微外伤而发生的骨折。是低能量或非暴力骨折，大多在扭转身体、持物、开窗等日常活动中发生，即使没有较大的外力作用，也可发生骨折。同时，发生脆性骨折的部位较固定，多发于椎体（胸椎、腰椎）、髋部（股骨近端）、前臂（桡、尺骨）远端和肱骨近端，其中，脊椎压缩性骨折发生率最高。此外，各种骨折发生分别与年龄和女性绝经，激素水平改变有一定关系。

骨质疏松对人体可带来心理和生理双重性损害。骨质疏松带来的疼痛本身可降低患者的生活质量，脊柱变形、骨折可致残，使患者活动受限、生活不能自理，增加肺部感染、压疮发生率，同时患者可出现焦虑、抑郁、自信心丧失及自主生活能力下降等。对于骨质疏松的治疗，临床常使用西药，包括双磷酸盐类、钙剂和雌激素类药物等，但受依从性和药物不良反应等因素影响，治疗效果不理想。随着中医对骨质疏松研究的不断深入，中医治疗骨质疏松的优势越来越突出，其临床疗效有目共睹，中医药在防治骨质疏松中多途径、多靶点的巨大潜能也在不断被证实与挖掘。

五

治疗

由于本病与中医"骨痿""骨枯"概念相似，其发病与肾最为密切，肾精亏虚，致筋骨肌肉失养是其发病的根源，因此本病的治疗以滋阴补肾、填精壮骨为主。根据指南推荐用于治疗骨质疏松症的中成药包括骨碎补总黄酮、淫羊藿总黄酮和人工虎骨粉以及仙灵骨葆胶囊、芪骨胶囊、骨疏康胶囊等，以上药物皆以补肾为主，兼顾其他功效。如骨碎补总黄酮制剂在补肾强骨的同时兼有止痛的功效；淫羊藿总黄酮制剂在滋补肝肾，强筋壮骨的同时兼有活血通络的作用；骨疏康胶囊在补肾壮骨的同时还有益气活血的功效。因此，中医药治疗骨质疏松本于肾，兼顾其他，具有治病求本兼改善其他包括血瘀、疼痛等在内的一系列临床症状的作用。

六

临证医案

陈某，女，52岁，2023年4月11日初诊。

【主诉】足跟疼痛半月余。

【现病史】患者于2023年1月6日因骨折住院手术治疗，术后检查发现有骨质疏松，后患者一直自觉腰骶部疼痛不适，先后服用阿法骨化醇及碳酸钙D_3后自觉疼痛较前稍好转。近半月来，患者右侧足跟处疼痛明显，活动行走后加重，余无明显不适，纳尚可，寐欠安，记忆力下降，二便调。现患者为求进一步诊疗，来我院门诊就诊。患者目前已绝经，绝经年龄50岁。舌质淡，苔薄白，脉缓。

【诊断】中医诊断：骨痿（脾肾两虚证）；西医诊断：绝经后骨质疏松症右足退行性病变。

【治法】补肾健脾，养血填精。

【处方】焦白术15g，广陈皮15g，川杜仲15g，桑寄生15g，熟地黄20g，佛手片10g，全当归12g，蜜远志12g，路路通12g，千年健10g，伸筋草10g，炙甘草8g。21剂，水煎服，每日一剂，早晚分服。

【二诊】2023年5月2日，自诉腰骶部疼痛、右足跟部疼痛较前略有好转，自觉脘腹胀满，舌红，苔薄白，加炒白芍、砂仁、鸡血藤。14剂，水煎服，每日一剂，早晚分服。

【三诊】2023年5月16日，服药后自觉无明显不适，嘱继续服用二诊方2周后观察。

【按语】患者为绝经后女性，《素问·上古天真论》中云：女子"七七，任脉虚，太冲脉衰少，天癸竭，地道不通，故形坏而无子也。"说明女子绝经后，肾精亏虚，髓海失养，加之患者平素体质衰弱，脾气亏虚，运化无力致骨髓生化无源，骨骼失养而痿软无力，引起骨质疏松症的发生。脾主四肢肌肉，肾主骨生髓，脾肾互根互用。随着年龄增长，脏腑功能逐步减退，若肾阳虚衰不能温养脾阳，或脾阳久虚不能温养肾阳，最终导致脾肾阳虚。脾虚失于运化，则气血亏虚，肾精失充，筋骨失于濡养，导致骨痿不用。现代医学中也提出女性在绝经后，雌激素分泌减少，破骨细胞功能旺盛，导致骨质严重流失，引发绝经后骨质疏松症。本病患者主要病机为脾肾阳虚，组方以健脾益肾为主，兼顾疏肝理气，通经活络，活血化瘀。本方以熟地为君，发挥补肾滋阴，养血补虚，填精益髓的作用。熟地甘温质润，补阴益精以生血，为养血补虚之要药。中药药理学研究也表明，常用熟地能够增强机体免疫力，从而增强人体的抗病能力。当归补血活血，填精益髓，使髓充骨坚；白术健脾益气，顾护脾胃后天之本；杜仲、桑寄生为补肝肾、强筋骨之要药，兼有通经补血之功；以上四药共为臣药，配合君药共同发挥补肾助阳，益精填髓，坚强筋骨之用。此外，方中佐以路路通、千年健、伸筋草可以通经脉、活血、止痛；陈皮、佛手疏肝理气和中，蜜远志宁心安神、益智，配以炙甘草健脾益气和中，调和诸药。二诊时配伍炒白芍、砂仁以健脾助运，鸡血藤补血活血，通经活络，患者服药后不适症状消失，疗效尚可，嘱继续服用两周巩固疗效。作者在临床用药治疗骨质疏松症时，善于从肾入手，在补肾的同时不忘兼顾健脾疏肝，在补血补虚的同时也强调通络类药物应用的重要性，以防补药太过反致经络阻滞不通之症，同时针对患者出现的疼痛症状，也不忘应用当归、千年健等药物以调经止痛。全方应用，共奏健脾温肾、强筋健骨活血之功。

七

经验总结

运用中医养生的学术指导思想对防治骨质疏松具有重要的现实意义。除了基于"肾主骨"理论下补肾壮骨中药的应用之外，中医还可采用针灸、艾灸、耳穴和饮食养生等中医特色疗法综合预防与治疗骨质疏松症。

① 针灸：在补肾健脾理论指导下的针灸治疗作用，不但能缓解骨质疏松症患者的疼痛症状，还能调控机体内分泌激素水平、提高骨密度、改善异常骨代谢，从而达到防治骨质疏松的目的。以针刺补法加温和灸督脉（百会、大椎、至阳、腰阳关、命门）为主，配穴关元、气海、肾俞、脾俞、足三里、悬钟、太溪等，治疗老年性骨质疏松；温针大椎、肾俞、足三里、关元俞为主可治疗绝经后骨质疏松症。

② 艾灸：艾灸大杼、大椎、膈俞、足三里等穴可治疗绝经后骨质疏松，能提高绝经后骨质疏松患者的骨密度；药灸具有温肾壮骨的作用，能调节老年骨密度，可防治原发性骨质疏松症，有助于骨的保健。用当

归、熟地、蛇床子等补肾温阳通络中药制成药饼敷穴位后，再用艾绒隔药灸，可改善患者腰膝酸痛、疲劳等症状。

③ 耳穴：采用子宫、肾、内分泌、卵巢、脾埋针法，每次埋针5穴，每日自行按压5～6次，每次10min左右，留针2天，两耳交替埋针治疗，治疗绝经后骨质疏松疗效显著。

在面对骨质疏松症的一般治疗过程中，由于缺乏相应的专业知识，加之外界因素的有意误导，因此很多人常常会陷入如下的误区。

① 补钙可以治疗骨质疏松症：这种理解不太全面。目前尚无充分证据表明单纯补钙可以替代其他抗骨质疏松症药物的治疗，因为骨质疏松症是人体内骨量和骨基质等比例丢失，因此光吃钙片仅仅能补充缺少的骨量。同时，我们所需的钙需要在活性维生素D_3的帮助下才能被人体吸收。如果没有活性维生素D_3的帮助，机体对钙的代谢就会出现障碍。也就是说单纯补钙来治疗的话，有时并不能够起效。

② 补钙越多越好：许多人误认为，钙补得越多越好，摄取大量的钙片以及补钙保健品，但由于每个人对钙的吸取能力是有限的，过多的钙并不能变成骨骼，如果血液中钙含量过高可导致高钙血症，还会导致肌无力的症状，甚至诱发血栓形成。

③ 骨质疏松症宜静不宜动：适当的运动刺激会使人体的骨密度和骨强度保持在正常的范围内，缺乏运动，就会造成骨量丢失，骨质疏松会进一步加重。体育锻炼对于防止骨质疏松具有积极作用，并且户外运动时通常会接受日光的照射，还可以改善维生素D营养状态。另外，如果不注意锻炼身体，出现骨质疏松，肌力也会减退，对骨骼的刺激进一步减少。除此之外，运动量和运动方式应该因人而异，原则上应采取循序渐进的方式。活动方式应以简易为主，结合个人爱好，可操作性强，便于长期坚持。如果可能，应尽量选择负重和阻抗性有氧运动。常见的运动方式有：步行、慢跑、游泳、爬楼梯、骑自行车、跳舞、打太极拳等。

八

摄生调护

骨质疏松症应注意指导患者生活，合理调整营养，适当增加蛋白质，补充钙、磷食物；其他营养素如维生素C及许多微量元素（镁、锰、钼、钠、硼、氟、锶、锌等），也应注意以食物补充为宜。食物中要富含蛋白质、维生素D和钙盐、热量的摄入以维持患者的标准体重为原则。限制食盐的摄入，补充足够的钾盐。保证营养和足够的饮食钙摄入。在不影响对原有疾病治疗的前提下，适当户外活动，以增加阳光照射；增加机体的协调能力、防止摔跤；避免酗酒和吸烟。

① 改善生活方式：多食用有利于骨骼和机体健康的碱性食物，进食富含钾的蔬菜和水果，其有利于防治肌肉消耗；适当运动治疗，研究表明，适当运动可以促进生长发育、增加和保存骨量、促进骨形成、减少骨丢失。

② 补充钙剂：不论何种骨质疏松症，均应补充适量的钙剂。研究表明，我国老年人平均每日从饮食中获钙约400mg，故每日应补充400～500mg的元素钙以减缓骨丢失，改善骨矿化。适量的维生素D能促进骨形成和矿化，并抑制骨吸收，因此补充钙剂的同时应相应补充适量维生素D，促进钙吸收。

③ 补充适量营养：由于骨质疏松症多发于老年人，老年人由于蛋白质摄入不足可能导致营养不良，因此在老年人骨质疏松症的治疗中，应注意补充足够的蛋白质，有助于骨骼健康。

骨质疏松症中以钙为中心的营养疗法是最基本的方法，不能缺少。含钙多的食品如乳制品、小鱼、豆类、海藻等。也可选用各种食疗法以滋阴补肾壮骨。此外，定时晒太阳也是有效调摄骨质疏松症的有效措施之一，每日户外日晒时间应不小于30min，日晒时仅暴露身体易发生骨折处（如头、颈、前臂、下肢等部位）即可。同时，对于围绝经期的女性应做好情志调护，鼓励体育锻炼，以动养生，调摄生活起居，合理膳食营养，积极治疗慢性疾病，慎用、少用或不用可导致骨质疏松症的药物。重症骨质疏松患者应注意锻炼要适度，走路活动注意安全，避免骨折。

第十节 从肾论治多囊卵巢综合征

概述

多囊卵巢综合征是青春期及育龄期妇女最常见的一种内分泌紊乱性疾病。在临床上以雄激素过高、持续无排卵、卵巢多囊样改变为特征，常伴有胰岛素抵抗和肥胖。根据流行病学研究发现，超过3/4的多囊卵巢综合征患者因疾病造成的排卵功能障碍而导致不孕，是导致女性无排卵性不孕的主要原因之一，并且妊娠后自然流产的风险也增加。其并发症包括子宫内膜癌、乳腺癌、糖尿病、心血管疾病、非酒精性脂肪肝等。

在中医古籍中没有"多囊卵巢综合征"的病名记载，但根据其症状，可归于"月经后期""闭经""崩漏""癥瘕""不孕症"等病症范畴。历代医家对多囊卵巢综合征的病因病机的认识各有偏重，但多以肾虚为本，兼有湿热、血瘀、痰饮等证。肾为先天之本，主藏生殖之精。《医学正传》谓："肾水既乏，则经血日以干涸……渐而至于闭塞不通。"肾气充足则妇人月事及胎孕才可正常。《张氏医通》描述其为："如蜂子之穴于房中，如莲实之嵌于蓬内，生长则易，剥落则难"，是对本病最初的形态学描述。而本病的临床表现与《傅青主女科·种子》中"肥胖不孕"的描述极其相似，脾虚水湿停聚，阻塞脉络，胞脉不通，经血不行，甚至不孕。元代《丹溪心法·子嗣》云："若是肥盛妇人，禀受甚厚，恣于酒食之人，经水不调，不能成胎，谓之躯脂满溢，闭塞子宫。"又云：自气成积，自积成痰，痰挟瘀血，遂成窠囊。"《女科经纶·嗣育门》引朱丹溪言曰："妇人久无子者，冲任脉中伏热也……真阴不足……故不孕。"肾阳不足，阳气衰疲，胞宫虚寒，亦可不孕。清代《胎产指南·调经章》亦有与本病相似病症的描述："惟彼肥硕者，脂膏充满，玄室之户不开；挟痰者痰涎壅滞，血海之波不流。故有过期而经始行，或数月而经一行，及为滞为带，为经闭，为无子之病。"《医宗金鉴·妇科心法要诀》曰："女子不孕之故，由伤其冲任也，或因体盛痰多，脂膜壅塞胞中而不孕。"《傅育主女科·肥胖不孕》中亦有："且肥胖之妇，内肉必满，遮隔子宫，不能受精"的记载。

病因病机

在中医对多囊卵巢综合征的认识中，多囊的发病与肝脾肾三脏的功能密切相关，女子的生殖功能建立在肾-天癸-冲任-胞宫轴上，以肾虚为本，或兼有痰湿、血瘀、肝郁等病理因素。

1 肾虚

肾虚多为先天不足，禀赋素弱；或年少多病，肾气不足，血海不盈，冲任不盛，导致月经后期，甚至闭经、不孕。《素问·上古天真论》有言："女子七岁，肾气盛，齿更发长；二七，天癸至，任脉通，太冲脉盛，月事以时下，故有子。"在中医学中，肾藏精，主生殖，肾精是构成胚胎发育的原始物质，同时还具有生殖和促进机体生长发育的作用，被称为"先天之本"。多囊卵巢综合征在古代中医没有具体的病名，根据症状可以归于"不孕""经闭"等范畴，养阴滋肾是不孕、闭经的诊疗过程中极为重要的部分。由此可知，肾虚是多囊卵巢综合征的致病之本。作者从肾论治多囊卵巢综合征，多用滋补肝肾的药物进行治疗，若肾阴虚，则血液枯而不荣，脉络失于濡润，血液涩滞而致血瘀。同时阴虚易生内热，虚火内燔，热邪入血，血热互结，热灼阴血，煎熬成瘀，也会炼液为痰。若肾阳衰微，气虚的同时阴寒自生，寒邪客于经脉，血受寒而凝，血液凝滞，经脉不畅而成瘀；阳虚气化功能失职，水液泛滥也会积聚为痰。以上都是导致多囊卵巢综合征的主要原因。

2 痰湿

痰湿多与脾虚相关，本病可以分为素体脾虚或脾肾两虚两种证型。脾虚运化失职，水湿停滞，湿聚成痰。或素体肥胖，脂膜壅塞，阻滞冲任，经血不行，甚至不孕。《傅青主女科》中提到"肥胖妇人，痰涎多而难受孕者，乃脾土之为病也。"脾主运化水湿，脾气虚衰，或饮食不节，恣食肥甘厚味，损伤脾胃，而致脾胃虚损，脾气不足，运化失调，痰湿内生，而湿邪过多又易困脾，湿邪重着黏腻，痰湿壅滞胞宫，阻滞冲任，以致经血不行，故有月经不调、闭经、不孕，湿邪滞于肌肤则易出现多毛、多油、痤疮等症。作者从肾论治多囊卵巢综合征，肾阳为元阳，具有温煦和气化的功能，如若肾阳虚衰，不足以温养脾土，也是造成多囊卵巢综合征患者水湿内停的原因之一，进而化为痰浊，阻滞气机，导致气血运行不畅，日久成瘀，痰瘀互结，则成为癥瘕，从而引发不孕和经闭的产生。

3 情志内伤

肝气郁结型不孕妇女的临床表现主要是饱受精神压力、抑郁、悲观、情绪低落。而肝以血为体，以气为用，体阴而用阳，气血充盛则月事以时下。若肝失条达，疏泄失常，气滞不畅，则会导致气血凝滞，气血不和则冲任不失调，子宫内血供不足，营养不良，进而引发月经后期，同时伴有痤疮、不孕等症的发生。所以，在强调情志因素对疾病的影响时，肝起着极为重要作用。肝经阻滞，或情志抑郁，或郁怒伤肝，可致日久化火，冲任不调，气血失和而致月经紊乱。情志的变化对多囊卵巢综合征有着重大的影响，所以多囊卵巢综合征的患者要保持心情舒畅，减少肝郁对疾病的影响。同时，《金匮要略》中说："见肝之病，知肝传脾，当先实脾"。张锡纯解释道："盖肝之系下连气海，兼有相火寄生其中……为其寄生相火也，可借火以生土，脾胃之饮食更赖之熟腐。肝脾者相助为理之脏也。"因此肝脾在生理病理上是相互联系、密不可分的。肝失疏泄就会影响脾的运化功能，从而出现"肝脾不和"的病理表现，可见精神抑郁、胸胁胀满、腹胀腹痛、泄泻便溏等症；若脾虚，气血生化无源；或脾不统血，失血过多，可导致肝血不足，都会导致多囊卵巢综合征的发生。

临床表现

本病多起于青春期，初潮后可见月经后期、量少，甚至闭经，或月经频发、淋漓不净，不孕等，可伴有多毛、痤疮、肥胖、黑棘皮等表现。

月经失调：多表现为月经稀发或闭经，闭经前常有经量过少或月经稀发。也可表现为不规则子宫出血，月经周期或行经期的经量无规律性。

不孕：主要由排卵障碍所致，若妊娠也易出现流产等不良妊娠结局。

多毛：青春期前后毛发增多增粗，尤以性毛为主。部分患者伴脂溢性脱发。

痤疮：多见油性皮肤和痤疮，以颜面背部较为显著。

肥胖：多始于青春期前后，超过半数的患者伴有肥胖，常见腹型肥胖(腰围/臀围>0.80)。

黑棘皮病：常在阴唇、项背部、腋下、乳房下和腹股沟等处出现皮肤灰褐色色素沉着，呈对称性，皮肤增厚，质地柔软。

四

治疗

1 中药内服

(1) 滋阴补肾，填精益髓 左归丸。

左归丸出自《景岳全书》，有滋阴补肾，填精益髓之功，全方由熟地黄、山药、枸杞子、山茱萸、川牛膝、鹿角胶、龟板、菟丝子共8味中药组成。方中以熟地黄为君药，大补真阴，填精益髓，山茱萸、山药、龟甲、鹿角胶为臣，山茱萸滋养肝肾，涩精止汗；山药补脾益肾，养阴固精，龟甲、鹿角胶为血肉有情之品，龟甲偏于补阴，鹿角胶偏于补阳，于补阴之中配伍补阳药，取"阳中求阴"之义。佐药为枸杞子、菟丝子、川牛膝，枸杞子补肾益精、养肝明目，菟丝子、川牛膝补肝肾、强腰膝、健筋骨。诸药配伍，共奏滋阴补肾、填精益髓之效。

(2) 温补肾阳，填精止遗 右归丸。

右归丸出自《景岳全书》，有温补肾阳、养血填精之功，全方由附子、肉桂、鹿角胶、熟地黄、山药、山茱萸、枸杞子、菟丝子、当归、杜仲共10味中药组成。方中以附子、肉桂、鹿角胶为君药，附子、肉桂辛温壮元阳，补命门之火，鹿角补肾温阳、益精养血，三药相辅相成，共补肾中元阳。臣以熟地黄、枸杞子、山茱萸、山药滋阴益肾、养肝补脾，发挥阴中求阳的作用。佐以菟丝子补阳益阴，固精缩尿；杜仲阳中有阴，其功入肾，可强筋骨；当归阴中有阳，为血中之气药，可养血活血，当归、杜仲配用，既与主治相符，又寓含阴阳平衡之义。诸药配伍，共奏温补肾阳、填精止遗之功。

(3) 活血散瘀，疏经通络 补肾活血方。

方中杜仲、肉苁蓉、菟丝子、覆盆子可补肾益气、温养子宫、调理冲任；鹿角霜、山茱萸、当归、熟地黄、桑葚能滋补肝肾、补血助阳、调经止痛，促进月经周期规律恢复正常；王不留行、路路通、赤芍、穿破石可活血祛瘀、疏通经络；柴胡、川芎攻补兼施、能走能守，行气活血、调补肾阴；红花、枳壳、延胡索可理气宽中、行气活血、散瘀止痛、调理经期。诸药合用，共奏补血助阳、活络通经、调补冲任之功、可调节月经周期，促进卵泡发育及顺利排出。

（4）疏肝泻火，补肾益气 疏肝补肾汤。

疏肝补肾汤中所包含成分较多，其中胆南星、石斛具有清热、息风等作用；王不留行可活血通经、利尿通淋，对患者经闭症状有显著改善作用；枸杞子、山萸肉、菟丝子、女贞子可补肝、滋肾等；炒白术可燥湿利水、健脾益气等；川楝子具有疏肝泄热功效；夏枯草具有清肝泻火、散结等作用；茯苓、炒麦芽可健脾、宁心；山楂具有健胃、顺气、散瘀等功效；半夏具有燥湿、降逆等功效，对患者身体循环具有显著改善作用；鸡血藤可舒筋活络、活血补血等；山药具有显著健脾补胃、益气等作用；丹参可活血通经；熟地黄、炙甘草具有益气、滋阴、补血等功效；炒枳壳具有顺气宽中效果；佛手主要有疏肝、补胃、顺气等作用。诸药共奏疏肝补肾、健脾补胃等功效，使患者气血循环、代谢功能等得到改善，进而缓解患者临床症状。

（5）理气化痰，健脾燥湿 苍附导痰汤。

苍术20g，香附15g，茯苓20g，姜半夏10g，甘草10g，胆南星10g，枳实10g，陈皮15g，神曲15g，山楂15g，党参15g。连续服用3个月，经期不停药。婚久不孕者，加菟丝子20g补肾调经；腰酸明显者，加续断15g，杜仲15g，桑寄生15g补肾强腰壮脊；伴见形寒肢冷，加仙茅10g，肉苁蓉15g，巴戟天15g温补肾阳；若平素痰多、形体肥胖，加皂刺15g，荷叶15g，浙贝母15g燥湿祛痰；月经量少或闭经，加当归15g，鸡血藤20g，茺蔚子15g，丹参15g养血活血通经；月经淋漓日久不尽，加茜草15g，仙鹤草15g，白花蛇舌草15g，续断15g凉血止血。

方中苍术气味芳香，辛温燥烈，健脾燥湿，升阳散邪；香附芳香辛散，其性宣畅，通行气分，散解六郁，兼入血分，疏通脉络，又为"血中气药"，前人称其为"女科要药"；陈皮辛苦性温，辛能散，苦能燥，温能补，理气调中，燥湿化痰；胆南星"借胆以清胆气，星以豁结气"，其豁痰消脂力猛，用牛胆汁制后其性寒凉，既能豁痰又能清热；半夏燥湿化痰，辛而能守；茯苓甘淡性平，益脾助运，淡渗利湿；枳实苦酸微寒，理气消胀，开胸宽肠，行痰散结；神曲、山楂、党参可健运脾胃；甘草补脾和中，生姜散寒调中化痰，并可解半夏、南星之毒。全方主用芳香泄浊，消痰通络，辅以辛散类结，防其浊痰瘀滞内生，诸药相配，相得益彰。

2 中医适宜技术

（1）**针灸治疗** 针灸在治疗多囊卵巢综合征方面有着丰富的经验和认识。如《针灸资生经》中"妇人无子篇"中曰："阴廉，治妇人绝产……次髎、涌泉、商丘，治绝子……中极，治妇人断绪。"针灸通过激发腧穴经络经气，达到脏腑、气血、阴阳平衡，从而起到扶正祛邪、标本兼治的作用，中医认为多囊卵巢综合征为本虚标实，针灸在治疗多囊卵巢综合征方面具有很好的疗效。

（2）**艾灸** 艾叶能够温通经脉，暖宫散寒，善于调理月经，是治疗妇科下焦虚寒或者寒客胞宫的重要药材，通过燃烧艾叶，借助灸火的热力及药物的作用，能够培元固本、调节阴阳、活血化瘀、温经散寒、疏通经络，改善缺血组织的血液循环，从而达到温肾暖宫、调经助孕的作用。

取穴关元、中极、足三里、三阴交等穴，每穴灸5～7壮，每天1次，7次为1个疗程。

（3）**耳穴埋豆** 耳通过经络与人体脏腑、肢节、器官产生联系，《黄帝内经·灵枢》中记载："耳者，宗脉之所聚也"，故可以通过刺激耳穴来调节脏腑和器官的功能。耳穴压豆即是用胶布将药豆准确地粘贴于耳穴处，给予适度的揉、按、捏、压，使其产生酸、麻、胀、痛等刺激感应，以达到治疗目的的一种外治疗法，与针灸按摩有相似之处。耳穴压豆能镇静止痛，疏通经络，舒缓患者情志，帮助患者康复。

取肾、肾上腺、内分泌、卵巢、神门等穴，可用耳穴埋针、埋豆，每次选用4～5穴，每周2～3次。

五

临证医案

1 病案

吴某，女，25岁，未婚，2022年8月7日初诊。

【主诉】月经推迟3年余。

【现病史】患者自述13岁月经初潮，既往月经量、色、质、期正常，3年前开始出现月经后期，周期40～60日，伴有明显脱发，于当地医院进行就诊，经检查诊断为多囊卵巢综合征，予以达英-35口服治疗，症状稍减，自行停药后症状反复，遂寻中医治疗。末次月经起于2022年7月15日，经期5天，色淡，偶有痛经。时有困倦、乏力，毛孔粗大暗淡，面部皮肤油腻，腰膝酸软，偶有腰痛，饮食尚可，夜寐不安，睡眠较浅，白带量多清稀，小便清长，夜尿频多，大便时溏。舌淡，苔白，舌体胖大，边有齿痕，脉沉滑。体重66kg，身高160cm，体重指数25.80kg/m²，自述体重难减。

【诊断】中医诊断：月经后期（脾肾阳虚，痰湿互结证）；西医诊断：多囊卵巢综合征。

【治法】温阳益肾，健脾利湿。

【处方】全当归15g，巴戟天12g，肉苁蓉10g，川桂枝10g，乌药12g，女贞子12g，墨旱莲12g，菟丝子12g，怀牛膝15g，桃仁10g，红花10g，苍术15g，白芍15g，合欢花12g，炙甘草8g。14剂，水煎服，每日1剂，分2次，餐后服用。

【二诊】2022年8月21日，患者自述正值经期第5日，量正常，质稀色淡，腰痛好转，皮肤出油改善，其余症状未见明显改善，舌淡苔白腻，脉沉滑。性激素检测：血清LH与FSH比值与浓度均异常，LH/FSH>2.5。方药：全当归15g，炙黄芪30g，菟丝子15g，茯苓15g，苍术12g，焦山楂20g，全瓜蒌20g，枳实10g，川厚朴12g，益母草12g，泽兰12g，乳香6g，没药6g，皂角刺15g，路路通15g，川桂枝12g。14剂，水煎服，以健脾化浊、活血逐瘀为主。

【三诊】2022年9月5日，自诉上方服后月经量多色红，7日尽，面部出油明显改善，困倦、乏力有所好转，体重减轻2kg，二便调，纳寐可，舌淡，边有齿痕，苔薄白，脉弦滑。二诊方去全瓜蒌、乳香、没药、苍术，加山药15g，怀牛膝15g，薏苡仁12g，14剂，水煎服。继以双侧耳穴埋豆，选穴肾上腺、脾、胃、大肠、肾、子宫、卵巢、内分泌。

【按语】本案中，患者为青年女性，喜食甜品冷饮，甜品多为肥甘厚腻之品，《素问·奇病论》中说过："肥者令人内热，甘者令人中满。"甘肥厚腻之品的摄入过多，会使脾胃纳运失司，水停中焦；喜食冷饮则损伤脾阳，脾阳不足则无以健运中焦水湿而湿浊内停，形成痰饮。临床实践证明，一味嗜食肥甘厚味者，往往因体内多湿多火，易发痤疮、脂浊、消渴、多囊诸病。作者从肾论治多囊卵巢综合征，方用巴戟天、肉苁蓉温补肾阳，女贞子、墨旱莲、菟丝子、怀牛膝滋补肝肾，苍术、白芍健脾燥湿，桂枝温通经脉、助阳化气，再加桃仁、红花，在通经活血、散瘀止痛的同时，起到一个补而不滞的效果。当归、乌药合用，调理气血、散寒止痛。最后佐以合欢花解郁安神，炙甘草补脾和胃、调和药性。诸药共用，共奏健脾益肾，通络活血之效。二诊月经来潮，质稀色淡，腰痛与皮肤出油好转，舌淡苔白腻，脉沉滑。全当归补血活血、调经止痛，炙黄芪补中益气，茯苓、苍术健脾利湿、宁心安神，焦山楂健脾、活血散瘀，菟丝子补益肝肾、锁精固尿，全瓜蒌、皂角刺行气除胀、化痰开痹，枳实、厚朴行气消痞除胀，益母草、泽兰活血调经、利尿消肿，乳香、没药活血行气止痛，路路通祛风通络、通经利水，川桂枝温经通脉、助阳化气。全方以健脾化浊、活血逐瘀为主。三诊，面部出油明显改善，困倦、乏力有所好转，体重减轻2kg，遂上方去全瓜蒌、乳香、没药、苍术，加山药15g，怀牛膝15g，薏苡仁12g，以减健脾燥湿之效，加滋补肝肾之功。继以双侧耳穴埋豆，耳穴与脏腑之间的关系也密切相关，人体某一脏腑或者某一部位发生的病变都可以通过经络反应到耳朵的相应位置。耳穴用"豆"为王不留行籽，具有活血通经、消肿止痛的功效，作用于耳穴反应点能够调节患者脏腑功能、疏通经络、调和气血。治疗多囊卵巢综合征患者的生殖和代谢可以选取内分泌、脾、胃、三焦、大肠、内生殖器等穴位，与口服中药对比，同样可达到健脾利湿、调理气血、降低食欲、调节内分泌和卵巢功能的作用，且无任何不良影响，疗效显著。

六

经验总结

作者以"治病必求于本"为原则，认为肾精亏虚才是多囊卵巢综合征的根本，并从肾论治多囊卵巢综合征，临床上取得了良好的疗效。月经的来潮和受孕都与肾的关系密切，肾主生殖的功能就是通过天癸来实现的。天癸藏于肾，并随着肾气的变化而消长，肾精所化精血为胞宫的行经和胎孕提供了物质基础。肾精亏虚，卵子难以发育成熟是排卵功能障碍的根本原因。本病的病理产物——瘀血和痰湿亦可由肾虚产生。肾主水，若肾虚不能化气行水，则聚湿成痰，阻遏气机，气滞血瘀，痰瘀壅滞胞宫而发病。先天禀赋不足，或邪气损伤，造成肾的生理功能失常，致使肾的阴阳失衡，生精化气生血功能不足，天癸的产生与分泌失调，冲任失司或运行不畅，均可导致多囊卵巢综合征而引起月经失调和不孕。多囊卵巢综合征的病位在于患者的生殖系统，则宜从肾论治多囊卵巢综合征，多囊的患者大多身形肥胖，此外，冲任不足、肝气郁结、痰浊内生、血脉瘀阻是本病的主要病机。因此，明确可能导致肾虚的致病因素，减少房劳多产、反复流产，避免损伤肾精肾气，避免经期涉雨，不贪食肥甘厚味，做到未病先防，充分体现中医学"治未病"的思想。

七
摄生调护

1 适当减少碳水化合物的摄入

低热量饮食能够降低多囊卵巢综合征患者的雄激素水平，并使其月经恢复正常。在食物尤其是主食的选择上，尽量避免精加工碳水化合物、甜品等。多选择豆类、谷物、全麦食品。低热量饮食还有利于患者控制体重，对于合并胰岛素抵抗的患者，研究显示，减轻5%体重便可明显改善胰岛素抵抗状态，胰岛素抵抗患者还要放缓进食速度，快速进食会导致糖耐量受损，不利于胰岛素抵抗的缓解。据统计，80%的患者在体重减轻后出现排卵。因此，合理管控碳水化合物摄入、减少碳水在每日饮食所占比例是多囊卵巢综合征患者饮食干预的重要措施。

2 生酮饮食

生酮饮食的主要特点是以高比例的脂肪与低比例的碳水化合物为主，佐以适量蛋白质和其他营养素为配比的饮食模式，其作用机制是通过肝脏将脂肪酸 β 氧化产生的乙酰辅酶 A 转化为乙酰乙酸而合成酮体，释放入血供肝外组织利用，在酮体的状态下，更利于脂肪的分解而达到减肥的效果。并且规定了脂肪与碳水化合物及蛋白质两者的能量比例为 3:1 或 4:1。不饱和脂肪酸主要来源于植物性脂肪，如棉籽油、花生油、菜籽油、豆油等，占其脂肪总量的 40% ~ 50%。不饱和脂肪酸中的亚油酸、亚麻酸和花生四烯酸属于必需脂肪酸，必需脂肪酸的缺乏可导致生殖能力的下降。生酮饮食在减低肥胖型多囊卵巢综合征患者体重的同时还可以改善性激素、糖代谢紊乱及炎症反应、提高妊娠率。因此，多囊卵巢综合征患者在烹饪时最好用富含不饱和脂肪酸的植物油代替动物油。

3 适度增加蛋白质的摄入

蛋白质相对于碳水化合物和脂肪，更能满足患者的饥饿感或食欲，减轻患者心理上对食物的需求，从而减少患者能量的摄入，利于患者长期控制体重。肥胖患者多存在脂肪合成过多、脂类代谢紊乱。而蛋白质可以抑制脂肪的产生，并且蛋白质转换成脂肪的概率较低，会被机体代谢掉，因此在饮食中摄入含量较高的蛋白质，可降低脂肪的摄入和转化，对机体脂代谢有一定改善作用。摄入蛋白质可促进胰岛素分泌，加快血液中葡萄糖的清除率，继而起到平衡糖代谢的作用。因此多囊卵巢综合征患者在减少食物中的碳水化合物的同时，可适度增加蛋白质的摄入量。

4 适当增加膳食纤维的摄入

膳食纤维能够降低血浆胆固醇和餐后血糖水平，并能提高胰岛素敏感性，高膳食纤维饮食还有降低C反应蛋白，减轻慢性炎症反应对血管内皮损伤的作用，这对多囊卵巢综合征患者存在的胰岛素敏感性降低及由于体内激素水平异常所导致的高血脂及心脑血管意外等有辅助防治作用。因此，患者应有针对性地适当增加水果、海藻、燕麦及豆类等富含膳食纤维的食物的摄入量。

第十一节 从心论治汗证

概述

西医学上说多汗证是一种超过正常体温调节所需的过度出汗的疾病，不仅负面影响患者的生存质量，还会造成严重的社会、心理负担。研究表明，此病男女的发病率没有显著差异，多发于儿童和青少年。多汗证按照发病部位临床可分为局限性多汗及泛发性多汗两种，泛发性多汗表现为全身汗出过多，局限性多汗可见于汗腺分布较为密集的部位，例如头颈部、腋窝及手足；按照发病原因可分为原发性多汗及继发性多汗，继发性多汗证继发于某些全身疾病，例如甲状腺疾病、糖尿病、围绝经期、巨人症及某些皮肤疾病、系统感染性疾病及特殊药物使用后。以上可共纳入"汗证"范畴。

中医对于汗的记载最早可追溯到《内经》，其叙述了汗出的物质基础和本质。《素问·评热病论篇》曾云："人所以汗出者，皆生于谷，谷生于精。"说明了汗液化生是以摄入的水谷精微为物质基础。《素问·阴阳别论篇》云"阳加于阴谓之汗"，则说明汗出的本质是由人体的阳气进入阴精后，在阳气气化、温煦的作用下，使阴精宣发于体表气孔所形成的。

汗出异常即为汗证，历代医家对其多有阐述，且分类众多，比较有代表性的有以下几种。按照出汗时间分类：自汗（排除外因而白日汗出不止）及盗汗(夜寐中汗出、醒而自止)。依据部位、寒热、颜色等分为头汗、半身汗、手足汗、战汗、黄汗等。比如"但头汗出"出于《伤寒明理论》"但头汗出，身无汗，齐颈而还"，指人体头面多汗而身体无汗的情况。《素问·生气通天论篇》曾云"汗出偏沮，使人偏枯"，记录了身体一侧出汗而另一侧无汗的现象。《金匮要略》云："从腰以上必汗出，下无汗。"记录了仅上半身出汗的现象。《伤寒论》曾云"阳明病，脉迟……手足濈然汗出"，亦云"阳明病，若中寒者……手足濈然汗出"。二者皆表现为手足汗出，而前者是对应里热炽盛阳明，脾胃津液为之所迫（脾主四肢），而见濈然汗出于手足，以知大便坚硬难解，而后者是对应中焦寒湿内盛，脾阳式微，不能外固，致水湿外溢于手足而濈然汗出，欲作痼瘕。可见同样的汗出方式却代表不同的病机，现代医学将这种"手足出汗潮湿，而其他部位无汗出的现象"称手足多汗证。《伤寒论》曾云"太阳病未解，脉阴阳俱停，必先振栗，汗出而解"，提出了战汗的概念，战汗有三个过程，即振栗、发热、汗出，是体内邪正相争，正胜邪却的结果。

中医藏象理论中的"心"与汗的关系

心位于胸中，隔膜之上，由心包裹护于外，其形圆而下尖，如未开之莲蕊。心为神之居、脉之宗、血之主，中医认为机体的正常运转离不开内在环境平衡与外界环境的整体统一，这种平衡协调，整体统一，是人体得以生存的基础。它是以"心"为主导作用，通过经络联系和传导到各个脏腑来实现的，心神为人体生命活动的统帅，既反映外界事物以产生精神活动，又对体内脏腑有统帅、调节作用，故说："心者，君主之官""五脏六腑之大主"。心的基本生理功能包括主血脉和主神志两个方面，心主血脉，指心气推动和调控血液在脉道中运行，流注全身，发挥营养和滋润作用，包括主血和主脉两个方面。心藏神，又称心主神志，指心具有统帅人体生命活动和主宰意识、思维等精神活动的机能。同时，心具有接受外界客观事物和各种刺激并作出反应，进行意识、思维、情感等活动的机能。如《灵枢·本神》说："所以任物者谓之心，心有所忆谓之意，意之所存谓之志，因志而存变谓之思，因思而远慕谓之虑，因虑而处物谓之智。"这一复杂的精神活动实际上均是在"心神"的主导下，由五脏协作共同完成的。中医藏象理论中的"心"的实质包含了现代解剖学的"脑"和"心脏"。

1 血与汗

"心—血—津—汗"息息相关。血液流通脉内，由津液和营气构成，津血同源并彼此渗透、转化、互用。汗液乃津生化的产物，即"血汗同源"，"夺血者无汗，夺汗者无血"之说更着重论述了血与汗的相关性。《医宗金鉴》云"心之所藏，存于内者为血，发于外者为汗"，因此又有"汗为心之液"的见解。此外，《医林改错》曰"血瘀也可令人自汗、盗汗"，指出脉络瘀阻，血不循经同样可酿汗。瘀血致汗原因有两大类：一是瘀血停聚致气机失司，卫外不固，而津液浮越；使水液转化、输布不利，自下窍而出则小便异常，自腠理而出则表现汗出异常；二是瘀血日久而化热，阴阳失调，虚火灼蒸津液致汗出溱溱。另外，瘀血阻络，影响脾胃功能，血无所化生而致血虚，虚又添瘀势。

2 神与汗

《素问》云"心者，君主之官也，神明出焉"，指出心为人精神、感觉、思维过程的统帅。心血为化神之源，津液丰盈则神足，思维灵活，汗化有源可濡润机体腠理毛发；而心神充沛，又能调节统帅心血的运行，进而起到敛汗、使汗出有度的作用。正如"惊而夺精，汗出于心"所指，临床上郁证、百合病、癫狂等神志病，常伴汗出无度。江瓘《名医类案·卷五·汗》中曾有记载：用麻黄根、黄芪、牡蛎等实卫收敛类治疗因惊吓而致的汗出，见效微而改用白芷、辰砂，另茯神、麦冬与酒同煎服而汗止。此为养心安神之意，神足则汗统。

3　营卫阴阳与汗

唐容川曰"心为火脏，烛照事物"，可知心为君火之脏，调节五脏、六腑、表里的阳气，津液因阳气推动、温煦化生，也因火扰熏蒸而外泄为汗，故汗由心出。心阳为化汗之重要动力，若心阳不足，以致卫阳虚衰，卫表不固，津液外泄，此乃自汗也；若心阴不足，心阳偏盛，心火上扰，进而产生虚火隐于阴分，夜寐之时卫阳入里行于阴分，鼓动阴分暗藏之虚火，致使阴津无所守而外透肌表，此乃盗汗也。

由此可见，心以主血脉和藏神功能为基础，主司汗液的生成与排泄，从而维持了人体体温的相对恒定及对外在环境的适应能力。汗由津液所化，津液是气的载体，大汗可大量耗散津液，致心气或心阳无所依附而亡失，出现心气脱失或心阳暴脱的危候。

二
病因病机

中医对汗证的病因病机认识是一个不断发展、不断完善的过程。针对汗证的分类，将其病因病机也分属在对应类别中。

1　自汗的病因病机

（1）阳气虚衰　人体凭借卫阳固其表，阳气虚衰，失于固摄，腠理不固，则津液外泄而汗出。《景岳全书》言："阳气内虚，则寒生于中……阴中无阳，则阴无所主，而汗随气泄。"临床表现为自汗出，汗出清冷，手足发凉，形寒体倦，或恶风，或劳累后加重，神疲乏力，少气懒言，面色少华，舌淡苔薄白，脉弱。此类患者既有气虚乏力的症状，又有阳虚畏寒的症状。

（2）**气虚不固**　此证主要表现为汗出恶风，稍劳后汗出尤甚，或表现半身、某一局部出汗，易感冒，体倦乏力，周身酸楚，面色无华，苔薄白，脉细弱。正如《太平圣惠方》所云："夫肺者，内主于气，外应皮毛。""夫肺为四脏之上盖，通行诸脏之精气，气则为阳，流行脏腑，宣发腠理，而气者皆之所主也。"肺主一身皮毛且司汗孔开合，肺脏虚弱致使卫气亦亏，肺的宣发功能受限致使卫气无力固摄而汗出不止，动则益甚。

（3）**营卫不和**　营卫不和的原发性多汗多属于"卫弱营强"，营卫不和，腠理开泄失司而汗出。临床表现可概括为身不发热而自汗出。此外感受风邪也可出现营卫不和，在《灵枢·营卫生会》云："或出于身半，其不循卫气之道而出，何也？岐伯曰：此外伤于风，内开腠理，毛蒸理泄，卫气走之，固不得循其道。"临床见身热，微恶风寒，无汗或额有小汗，咽红而干，干咳无痰等症状。多属温邪袭表，卫气郁阻，腠理开合失常，故无汗或少汗不畅。

（4）**三焦湿热**　此类在暑季常见，因暑多夹湿，湿浊中阻，且湿性黏滞，不易速去，暑热郁伏于内，热蒸湿动，致使热郁于内，暑热上蒸而遍体汗出，且以汗出头面为主，可伴有身热不扬、身体困重、口渴等症。临床可见遍体汗出，身热，心烦口渴，头晕胀痛等症状，是因暑为阳邪，其性开泄，最易致汗出而伤津耗气。后期湿热下行于下焦，可见外阴部位汗出过多，即如《张氏医通》言"阴间有汗，属下焦湿热"。

2　盗汗的病因病机

（1）**阴虚火旺**　《素问·评热病论篇》云："阴虚者，阳必凑之，故少气时热而汗出也。"阴虚盗汗多因烦劳过度，亡血失精，或邪热耗阴，以致阴精亏虚，虚火内生，阴津被扰，不能自藏而外泄，导致盗汗。临床可见五心烦热、口苦咽干、耳鸣、腰膝酸软，舌红苔少、脉细数等。

（2）**肾阳亏虚** 《素问·水热穴论篇》云："勇而劳甚，则肾汗出。"肾主封藏，肾阳气亏虚，无法约束津液，汗液外泄。临床可见盗汗，汗液清冷，形寒肢冷，面色白，舌胖嫩，苔白，脉沉细，或沉缓。

（3）**中焦湿热** 薛生白《湿热病篇》云："湿热证，始恶寒，后但热不寒，汗出胸痞，舌白，口渴不引饮。"此证湿热多由过食肥甘厚腻、脾失健运、湿浊内郁脾胃所致。其症表现为盗汗，汗出以胸背部居多，汗质黏腻不爽，身体重着，腹胀纳呆，口黏腻，舌淡白苔厚腻，脉濡或滑。

（4）**血瘀内阻** 王清任的《医林改错》中云："竟有用补气、固表、滋阴、降火，服之不效，而反加重者，不知血瘀亦令人自汗、盗汗。"血汗同源，瘀血日久化热，拒卫于外，导致营卫不和，瘀血阻碍津液输布，火热郁蒸迫津外泄而盗汗。其主症表现为盗汗，多见于头颈部，局部发热，或午后或夜间发热，肌肤甲错，舌有瘀点或瘀斑等。

3 局部多汗的病因病机

（1）**里热内盛** 《伤寒明理论》云："四肢者，诸阳之本，而胃主四肢，手足汗出者，阳明之证也。"阳明经里热炽盛，迫津外泄，旁达阳明经所主之手足，从而出现局部手足多汗，可伴随壮热、面赤、心烦、渴喜冷饮、燥屎内结、舌质红苔黄而燥、脉洪大或滑数等阳明腑实证表现。而"头为诸阳之会"，若阳明经热越头面，迫津外泄，则出现头面局部汗出，且尤其在因进食引动内热后多见。

（2）**脾胃湿热** 《素问·刺疟篇》云："脾疟者……热则肠中鸣，鸣已汗出。"由于饮食肥甘厚味或外感湿热，湿性留恋，久蕴化热而阻于中焦脾胃，湿热蕴蒸、迫津为汗而旁达四肢所致。脾主四肢，脾脏输布水谷精微以充养四肢，故湿热亦可随之影响手足的汗液排泄。《赤水玄珠》就曾明确指出："手足汗乃脾胃湿热内郁所致。"脾胃湿热所致的局部手足汗出通常伴随汗出黏腻，脘腹痞满，体倦身重，大便溏泄，身热口苦口气重，渴不多饮，舌红苔黄腻，脉滑数等表现。

（3）**脾胃虚寒** 脾胃虚寒者，因阴寒内盛、寒凝冷结、中气困滞、固摄失司，故汗液外溢。《医碥》云："又有手足汗，属脾胃虚寒，不能运行津液，乘虚阳外越而横溢于四肢者，如阴盛而淫雨滂沱，其汗必冷，与实热之汗不同。"临床可见手足多冷汗，食少，腹胀，腹痛绵绵，喜温喜按，畏寒怕冷，四肢不温，面白少华或虚浮，口淡不渴，大便稀溏，甚至完谷不化，或肢体浮肿，小便短少，或白带清稀量多，舌质淡胖或有齿痕，舌苔白滑，脉沉迟无力。

（4）**瘀血内阻** 《类证治裁》曾云："蓄血头汗，剂颈而还，犀角地黄汤。头汗，小便不利，渴而不饮，此血瘀膀胱也，桃仁承气汤"。此为瘀血内阻，经脉不利，津液失于输布所致，外泄头面颈部肌肤可见头汗。若半身汗出，或左或右，伴半身不遂，舌暗，见瘀斑者，则为中风证。

4 五脏汗的病因病机

（1）**心汗** 《素问·经脉别论篇》云："惊而夺精，汗出于心。"此由惊吓损伤心神，致"心无所倚，神无所归"，以致心液外泄而为汗。此外《张氏医通》言："别处无汗，独心胸一片有汗，此思伤心也。"又或情绪烦躁、心经郁热、内迫津液外出。此证临床多见头汗或心胸前汗出过多，常伴有心悸、怔忡、失眠、多梦等。当心血不足时，可见自汗或盗汗，心悸少寐，神疲气短，面色不华，舌质淡，脉细。

（2）**肝汗** 《素问·经脉别论篇》云："疾走恐惧，汗出于肝。"肝主藏血，主疏泄一身气机，藏魂，调畅情志，恐惧则伤魂。肝血不足肝气郁结之人，在精神紧张或情绪激动时，容易蒸蒸汗出，汗液易使衣服黄染，面赤烘热，烦躁，口苦，小便色黄，舌苔薄黄，脉象弦数。

（3）**脾汗** 《素问·经脉别论篇》云："摇体劳苦，汗出于脾。"脾主肌肉，固摄周身气血，若过劳耗气，脾气损伤，失于收摄，精气外泄，故而汗出，可伴有体倦神疲、面色萎黄、纳呆等。

（4）**肺汗** 肺病汗出分为肺气虚和肺脏郁热，前者表现为汗出恶风，稍劳汗出尤甚，易于感冒，体倦乏力，面色少华，脉细弱，苔薄白。《灵枢·邪气脏腑病形》云："肺脉……缓甚为多汗……头以下汗出不可止。"此证为肺脏热邪内郁、迫津外出，为肺热实证，多见青壮年素体阳热偏盛、热迫津出而身体多汗。

(5) **肾汗**　同盗汗病机中第二条肾阳亏虚。

四

临床表现

(1) **全身性多汗证**　主要是由其他疾病引起的广泛性多汗，如感染性高热；内分泌失调和激素紊乱，如甲状腺功能亢进、垂体功能亢进、肢端肥大症、糖尿病、低血糖、妊娠和绝经期；中枢神经系统病变（包括大脑皮质、基底神经节、脊髓和周围神经的损害），帕金森病、嗜铬细胞瘤、水杨酸中毒、虚脱等亦可导致全身性多汗。以上疾病引起的多汗表现除全身性多汗外，亦有其相关疾病的临床表现。

(2) **局部性多汗证**　常初发于儿童或青少年，往往有家族史，有成年后自然减轻的倾向。多汗部位主要在掌跖、腋窝、会阴部，其次为鼻尖、前额和胸部，其中以掌跖、腋窝部最为常见，皮肤可浸渍发白。多汗呈短暂或持续性，情绪波动时更明显，无明显季节性。掌跖多汗往往伴有手足潮冷或发绀现象，跖部因汗液分解可产生特殊臭味。腋窝多汗通常无异味，不同于腋臭。鼻尖、前额和胸部的多汗往往与刺激性食物有关，常在进食辛辣食品、热咖啡、热茶、饮烈性酒时发生，又称为味觉性多汗证。

五

治疗

"阳加于阴谓之汗"，凡汗出异常，均可从"阴阳失和"进行论治。辨明阴阳失和的原因，针对性的施治，虚则补之，实则泄之。针对肺脾气虚，腠理不固引起的多汗，治以补肺益气，固表止汗，方选玉屏风散加减；针对脾虚湿蕴，因湿生热导致的多汗，治以清利湿热，健脾敛汗，方用三仁汤加减；针对营卫失调，卫气不固，致营阴不能内守外泄而多汗，治以调和营卫，方选桂枝汤加减；针对阴津亏损，伤津耗气，气阴两伤导致的多汗，治以益气养阴，生津止汗，方选生脉散加减；针对精亏则阴虚，阴虚内生虚火，虚火内扰，从而出现泌汗异常，治以滋阴清热，固表止汗，方选当归六黄汤加减；针对瘀血阻滞，气血运行不畅，影响津液排泄，从而外溢肌表为汗，治以活血化瘀止汗，方选血府逐瘀汤加减。在各法治疗基础上辅以敛汗固表之品，则止汗之力更著，疗效颇佳，比如龙骨、牡蛎等收敛止汗；黄芪、浮小麦、麻黄根固表止汗；五味子敛肺滋肾、生津敛汗、五味俱全，能散能收，能清能补，乃治阴虚汗出之妙品。

六

临证医案

1 病案一

李某，女，64岁，2020年7月3日初诊。

【主诉】口干多饮4年余，潮热盗汗半月。

【现病史】患者于4年前因口干多饮遂于医院检查发现血糖升高，遂予药物口服治疗。目前予以二甲双胍0.5g，每日2次，阿卡波糖50mg，每日3次控制血糖，平日监测血糖空腹波动在7～8mmol/L，餐后2h波动在10～12mmol/L。近半月潮热汗多，夜间尤甚，手足心热，情绪急躁易怒，心悸失眠，夜寐欠佳，纳食一般，小便正常，大便秘结。察其舌质红，苔少黄，脉细数。

【诊断】中医诊断：消渴汗证（阴虚火旺型）；西医诊断：2型糖尿病自主神经病变。

【治法】滋阴清热，固表止汗。

【处方】方选当归六黄汤加减。当归15g，黄芪30g，生地20g，熟地15g，黄芩15g，黄连10g，黄柏15g，酸枣仁30g，五味子15g，浮小麦30g，麻黄根12g。共7剂，每日1剂，水煎服，早晚分服。

【二诊】2020年7月10日。患者诉服用药物后夜间出汗较前好转，手足心发热较前缓解，仍伴有潮热，夜寐不安，大便秘结，舌红，苔薄黄，脉细数。于上方加入百合15g，玄参15g，麦冬15g，继服7剂。

【三诊】2020年7月18日。患者服药后夜间盗汗明显好转，口干多饮缓解，无明显潮热不适，夜寐改善，纳食可，小便正常，大便改善，一日1次。舌淡红，苔薄白，脉细。自测血糖波动在正常范围。故于二诊方加入竹叶12g，继服中药7剂以巩固疗效。并嘱患者密切监测血糖，定期复查糖化血红蛋白（HbA$_1$c），健康饮食，适当运动，保持心情愉悦。诸症好转。

【按语】四诊合参，患者证属阴虚火旺型。患者既往有消渴病史4年余，近半月出现潮热盗汗，夜间尤甚，口干多饮，心烦易怒，大便秘结，舌质红，苔少黄，脉细数。患者消渴日久，伤津耗气，故口渴欲饮。阴阳失调，阴液亏虚不能敛阳，阴虚内热，迫液外泄肌表，发为盗汗。阴虚内热，大肠失于津液濡养，可见大便秘结。肾阴亏虚，虚火内扰，阴津不足，肝血生化不足，失于濡润，故心烦易怒。林佩琴《类证治裁·汗证治论》曰："阴虚者阳必凑，多发热盗汗，当归六黄汤"，以滋阴降火，固表止汗。加入麻黄根行肌表，固腠理，敛肺固表止汗；浮小麦甘凉，实腠理，固皮毛，固表止汗又养心；五味子五味俱全，善敛肺止汗；酸枣仁养心安神，敛气止汗。二诊患者盗汗较前有所好转，仍有潮热，大便不畅，因津液亏损，故加入玄参、麦冬增液行舟，协助排便；潮热多由阴虚内热，虚火内生，加用百合以养阴清心，宁心安神。三诊诸症较前明显好转，治疗有效，加用竹叶清心除烦。症状好转后，嘱患者注意日常调护，规律服用降糖药，监测血糖。

2　病案二

王某，男，45岁，2022年8月1日初诊。

【主诉】汗多10个月。

【现病史】患者自述10个月前家人突患重病，日夜担忧害怕，加之昼夜劳碌。复因咽炎过服寒凉之药，遂汗多，活动后加重，稍有不好心绪也汗如雨下，每日需多次更衣，且怕风畏寒、易感冒、失眠。每夜需服1粒奥佑静方可入睡，睡后易惊醒，手足心热，手指及双下肢有麻木束缚感，夜尿3～4次。晚餐后腹胀难忍、有便意但难解，大便溏，曾就医予玉屏风散、八珍汤、桂枝汤、六味地黄丸等方无效，且每服凉血药（丹皮、玄参、生地）则汗出、怕冷诸症加重。舌质淡，有裂纹，苔白少津，脉细软。

【诊断】中医诊断：汗证（气血不充，心失所养）；西医诊断：内分泌疾病。

【治法】益气滋阴，补血敛汗。

处方：炙甘草15g，熟地15g，党参15g，大枣12g，桂枝6g，麦冬15g，阿胶（烊化）15g，火麻仁6g，煅龙牡各30g，生姜2片。共7剂，每日1剂，水煎服，分2次服。

【二诊】2022年8月10日。患者自述服药后汗出有所减轻，睡眠较前好。但仍有汗出，动则大汗，畏寒腹胀，大便较前成形。舌质淡暗，有裂纹，苔白少津，脉细软。上方加炒白术15g，浮小麦20g，取黄酒30mL与水同煎，继服7剂。

【三诊】2022年8月15日。患者自述汗出明显减轻，睡眠较前好转，怕冷症状明显减轻，大便成形，一日一行。二诊方再服7剂，诸症已愈。

【按语】患者突受心理打击，惊则伤心。《素问·经脉别论》云："惊而夺精，汗出于心。"惊伤心神，使"心无所倚，神无所归"致心液外泄而为汗。复又劳累伤气血，加凉药损阳气，久病致机体的气血阴阳俱损，而病源病位在心，炙甘草汤为气血阴阳并补之剂，又重在补心，患者虽无明显心慌心悸，但汗出失眠易醒，脉细无力诸症均提示其病在心之气血阴阳虚损，故予炙甘草汤未治汗而诸症霍然而愈。在用药过程中，针对患者服凉血药则汗出怕冷诸症加重的表现：改生地为熟地；患者二诊时述服中药后无热感且汗亦不减，故后加黄酒煎煮，药效倍增。

七　经验总结

从汗的发生机制而言，汗液分泌的本质是由人体的阳气进入阴精后，在阳气气化、温煦的作用下，阴精宣发于体表气孔所形成。其是由多脏腑共同参与的复杂生理过程，然其化生之源在心，调汗之枢也不离乎心。心主血脉，藏神志，津血同源而互化。心气或心阳耗散，心不敛阳，或心神骤受惊恐，均可致汗不内敛。汗证虽与心联系最紧密，但汗出不独心脏病变，即"但脏腑尽有津液，一经劳倦所伤，皆足以致汗出"。汗液输布依赖于脾之运化、肺之宣降、肝之疏泄、肾和膀胱的气化并以三焦为通道。临证见汗出异常不可只晓收敛固涩，不必拘泥于一种治法，需根据患者汗出异常的原发病因、伴随症状以及舌脉象综合分析，审因论治，标本兼顾。

八　摄生调护

1　日常饮食方面

跟中医的辨证论治相同，多汗证患者的饮食调控也是因人而异的。对于素体气血虚弱、脾胃不健者，可以食用一些包含薏米、山药、扁豆、莲子、红枣等中性偏补的药膳，从而提高患者脾胃运化水平，增强患者的体质，以期减轻多汗的症状。针对阴阳虚致多汗者，可以相应补充扶阳滋阴的食物，比如山药、芡实、羊肉、栗子、核桃仁、黑芝麻、枸杞子、桑葚、石斛、麦冬、鸭肉、牛奶等。对于中焦湿热者应忌食煎炸、肥甘厚腻，可以食用清热利湿、健脾益胃的食材，比如冬瓜、绿豆、薏米、黄瓜、丝瓜、苦瓜、芹菜、西瓜等。

2　环境和精神的适宜

多汗之人对居住环境要求较高，温度和湿度均需适宜，特别是针对阴虚血热的多汗患者来说，居住环境应该偏凉才可以。当患者精神压力过大，情绪紧张时多汗证状会加重，所以保持患者心情平和舒畅尤为重要。

3　日常运动方面

多汗者不宜做剧烈运动，可以做一些强度小持续时间长的温和运动，如散步、慢跑、打太极拳、五禽戏、八段锦等，以此强壮卫阳，固摄津液。

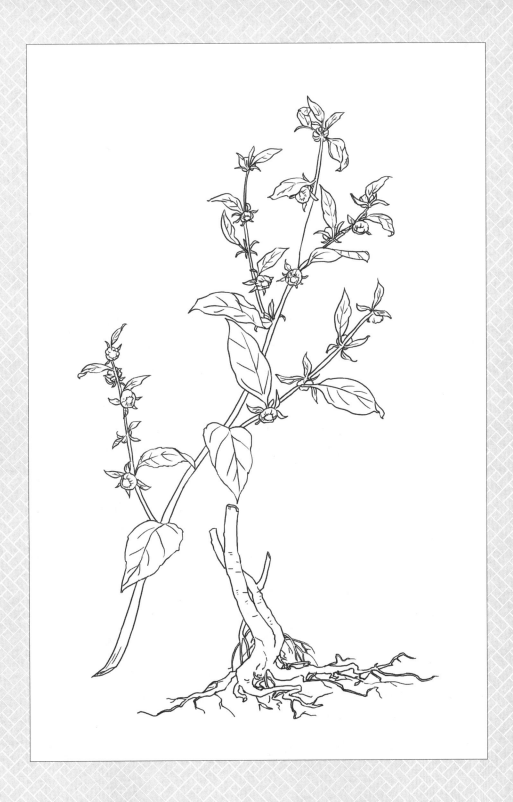

217

第十二节 从心论治失眠

概述

西医学认为失眠是指以主观感觉不能获得足够睡眠，睡眠浅，梦多，精神、体力均感疲惫的一种状态。睡眠在人的生命活动中占有重要地位，人类有相当一部分时间是在睡眠中度过的。昼醒夜睡是人体的正常生理反应，睡眠具有调节机体功能、维持神经系统平衡的作用。失眠虽不属于危重疾病，但常妨碍人们正常生活、工作、学习和健康，并能加重或诱发心悸、胸痹、眩晕、头痛、中风病等病证。顽固性的失眠，给病人带来长期的痛苦。

失眠，又称"不寐"。中医认为是由于各种致病因素导致营卫运行失常，神不守舍，造成睡眠障碍的一种疾病，主要表现为睡眠时间、深度不足，轻者入睡困难，醒后不能再寐，重者彻夜未眠。不寐病名首见于《难经·四十六难》，失眠在《内经》中称为"不得卧"，《伤寒论》称"不得眠"。在古代中医文献中，唐代王焘的《外台秘要》最早提出将"失眠"作为病名，但直至明清时期才被人们广泛运用。如今"不寐"是规范的中医病名，"失眠"则是使用最多的病名。中医学对不寐的认识有独到的见解。中医理论认为，人的寤寐是由心神控制，主要靠营卫阴阳等的调节，与脏腑功能密切相关。在古代，人们就观察到昼夜的交替与人之寤寐有着密切的关系。昼属阳、夜属阴；人体阴阳之气也会随着昼夜的交替而此消彼长，与此同时，就有了寤和寐的循环变化，"寤"即清醒、属阳、是阳气所主，如《灵枢·口问》所云："阴气盛，则目瞑……阳气盛，则寤矣"。阴阳交替是中医对睡眠的核心认识。

心与不寐的源流

1　中医学说中的"心"

心位于胸中，隔膜之上，有心包裹护于外。心为神之居、血之主、脉之宗，在五行属火，配合其他所有脏腑功能活动，起着主宰生命的作用，故说，"心者，君主之官""五脏六腑之大主"。心的基本生理功能包括主血脉和主神志两个方面。心主血脉，指心气推动和调控血液在脉道中运行，流注全身，发挥营养和滋润作用。心主血脉包括主血和主脉两个方面。心藏神，又称心主神志，指心统帅人体生命活动和主宰意识、思维等精神活动的功能。同时，心具有接受外界客观事物和各种刺激并作出反应，进行意识、思维、情感等活动的功能。如《灵枢·本神》说："所以任物者谓之心。"这一复杂的精神活动实际上是在"心神"的主导下，由五脏协作共同完成的。心在五行属火，四季中对应夏时。火为阳邪，其性炎上，心火易亢，变生邪火，如同夏日之炎热，上扰神明，内熬心液。《素问·至真要大论》云："火热受邪，心病生焉"，五志过极化火亦可伤心，耗伤心阴。心阴愈亏耗，心神愈失养，则神明动荡不安。中医藏象理论中的"心"的实质包含了现代解剖学的"脑"和"心脏"。

2　心主神志与不寐

《素问·灵兰秘典论》："心者，君主之官，神明出焉"，《素问·六节藏象论》曰："心神不安，则生不寐"，明确提出神不安舍于心，则不寐。人的正常睡眠由心所藏之神所主，若心不藏神则神失安宁，人体正常之寐寤无从谈起。据此，认为心之于不寐起到了主宰和调节作用。心主神明，神安则寐安，历代医家均把调治心神作为治疗不寐的重要手段之一，其中《伤寒论》尤其重视从心论治不寐，以温通心阳、清心降火、交通心肾之法，安心神以治不寐。

3 心主血脉与不寐

由《素问·五脏生成篇》："诸血者，皆属于心"及《素问·痿论》："心主身之血脉"可知心与血脉密切相关，《景岳全书·不寐》"劳倦思虑太过者，必致血液耗亡，神魂无主，所以不寐。"《沈氏尊生书·不寐》"惊恐伤神，心虚不安。"心血不足则心神不安而不寐，治疗中要十分重视心在睡眠中的关键地位。这与中医内科学中辨治不寐"辨证首分虚实"，虚证多数阴血不足，心失所养；实证为邪热扰心，神不守舍理论不谋而合，故人之寤寐，由心神主控，以气血阴阳为基础。

4 历代医家"从心论治失眠"

在《名医类案》中多数医家认为不寐的病位关键在于心，其病理特点是心神不宁，基本思路是从心论治，以养心安神为治疗不寐病的基本法则。明代医家龚廷贤在《寿世保元》中也以养心安神为法治疗不寐，考其用药，以人参、茯神、当归、益智仁、远志、龙眼肉、酸枣仁、柏子仁为主；晚清医家唐宗海《血证论》认为，心神不安，非痰即火，若虚火妄动所致心神不安，虚烦不眠，用仲景黄连阿胶汤治疗，若阴虚痰扰所致神不安者，用猪苓汤治之。

病因病机

"不寐"自古有之，历代医家均对其病因病机做了丰富的阐述，仍可作为现代治疗失眠的参考。失眠在《内经》中称为"目不瞑""不得眠""不得卧"，并认为失眠原因主要有两种，一是其他病证影响，如咳嗽、呕吐、腹满等，使人不得安卧；二是气血阴阳失和，使人不能入寐。

《素问·逆调论》还记载有"胃不和则卧不安"是指"阳明逆不得从其道""逆气不得卧，而息有音者"，后世医家延伸为凡脾胃不和，痰湿、食滞内扰，以致寐寝不安者均属于此。《难经》最早提出"不寐"这一病名，《难经·四十六难》认为老人不寐的病机为"血气衰，肌肉不滑，荣卫之道涩，故昼日不能精，夜不得寐也"。汉代张仲景在《伤寒论》及《金匮要略》中记载了用黄连阿胶汤及酸枣仁汤治疗失眠，至今临床仍有应用价值。张景岳《景岳全书·不寐》较全面地归纳和总结了不寐的病因病机及其辨证施治方法，"寐本乎阴，神其主也，神安则寐，不安则不寐。其所以不安者，一由邪气之扰，一由营气之不足耳"，还认为"饮浓茶则不寐，心有事亦不寐者，以心气之被伐也。"《医宗必读·不得卧》将失眠原因概括为"一曰气盛，一曰阴虚，一曰痰滞，一曰水停，一曰胃不和"五个方面。《医效秘传·不得眠》将病后失眠病机分析为"夜以阴为主，阴气盛则目闭而安卧，若阴虚为阳所胜，则终夜烦扰而不眠也。心藏神，大汗后则阳气虚，故不眠。心主血，大下后则阴气弱，故不眠，热病邪热盛，神不清，故不眠。新瘥后，阴气未复，故不眠。若汗出鼻干而不得眠者，又为邪入表也。"此处总结几个与心有关的病因病机类型，如下。

1 肝火扰心，心神失养

心为君主之官，神明出焉。心主神志，心神得养，则魂魄得安。肝与心，母与子，生克制约。肝主疏泄，为一身气机之枢纽。然肝气郁结，气滞血瘀，则血行不畅，扰动心神而不寐。倘若肝气郁而化火，火邪燔灼，心肝之火上扰神明亦可不寐。又肝藏血，血归于肝。若藏泻无度，肝不藏血，则心血不足，神失所养，可致不寐。

2　心肾不交，阴虚内热

心五行属火，肾五行属水。心火在上，下温肾水；肾水在下，上制心火，水火既济，则阴阳调和。若心火不能下降于肾而独亢，肾水亦无法上济于心，即为心肾不交。此时心火亢于上，表现出阴虚内热的证候，如失眠，心悸，怔忡，腰膝酸软，五心烦热，或见男子梦遗、女子梦交。

3　心脾两虚，气血亏虚

心主血脉，脾主统血，脾又为气血生化之源。心脾功能正常，才能保证血液正常运行，脏腑协调，心神自安。人体劳倦思虑过度、饮食情志失常，可损脾胃之气，气血生化乏源，营血不足，不能上奉于心，致心神失养而不寐，表现为心悸、失眠多梦，纳呆食少，面色无华，体倦乏力，舌淡脉细。

4　胃失和降，心神被扰

脾胃为人体中州，调节气机升降，藏意主思，胃气以降为顺。若脾胃被饮食、情志、劳逸等病因所伤，必致脏腑失调，气血亏虚，阴阳失衡，神不安。主要表现为失眠、纳差、脘腹胀满、胸闷嗳气、呕吐吞酸、大便失调。

四

临床表现

失眠的临床表现包括：睡眠过程的障碍，入睡困难、睡眠质量下降和睡眠时间减少；日间认知功能障碍，记忆功能下降、注意功能下降、计划功能下降从而导致白天困倦，工作能力下降，在停止工作时容易出现日间嗜睡现象；大脑边缘系统及其周围的自主神经功能紊乱，心血管系统表现为胸闷、心悸、血压不稳定，周围血管收缩扩展障碍，消化系统表现为便秘或腹泻、胃部闷胀，运动系统表现为颈肩部肌肉紧张、头痛和腰痛；此外还会出现情绪控制能力减低，容易生气或者不开心，男性容易出现阳痿，女性常出现性功能减低等内分泌功能紊乱、免疫功能下降的表现。

五

治疗

对于不寐的临床治疗，要紧抓从"心"论治，神安则寐安，须得掌握心阴阳气血的平衡，尤其重视心神的调治。心神的调治在于"清心、宁心、养心"；心气血阴阳的平衡不外乎"虚则补之、实则泻之"。针对心气虚神不内守，胆气虚决断无权引起的心胆气虚型不寐，治宜养心益气，安神定志，方用安神定志丸加减；针对劳心伤神，气血消耗引起的心脾两虚型不寐，治宜补益心脾，养血安神，方用归脾汤加减；针对情志不畅，肝郁化火引起的肝火扰心型不寐，治宜疏肝泻火，宁心安神，方选龙胆泻肝汤加减；针对痰湿内生，阻滞脾胃，乃至郁而化火引起的痰热扰心型不寐，治宜清热化痰，和中安神，方选温胆汤加减；针对肾水不能上济心火，心火不能下降于肾引起的心肾不交型不寐，治宜滋阴降火，交通心肾，方选黄连阿胶汤加减。

六

临证医案

1 病案一

李某，女，32岁，2022年10月14日初诊。

【主诉】间断失眠10年。

【现病史】患者近10年经常出现入睡困难，半夜易醒，继而难眠，心烦不堪，胃纳可，大便日行偏干，舌质淡红苔薄，脉细弦。

【诊断】中医诊断：不寐（心阴不足证）；西医

诊断：失眠。

【治法】补益心脾，养血安神。

【处方】丹参30g，酸枣仁20g，五味子9g，柏子仁20g，天冬9g，麦冬9g，生地黄12g，当归12g，党参30g，玄参12g，桔梗8g，远志6g，茯苓20g，川芎15g，首乌藤30g，淮小麦30g，炙甘草10g，大枣30g。共7剂，每日1剂，每剂2煎，每煎200mL，嘱头煎晚餐后2h服用，二煎隔日下午服用。

【二诊】2022年10月21日。患者诉服药后夜寐有所改善，仍有入睡困难，但可入睡，夜间醒1～2次，约半小时后可再次入睡。予上方改川芎为18g，加百合30g，煎服，服药方式同前，共7剂。

【三诊】2022年11月1日。患者诉睡眠明显好转，心烦等症状明显减轻，二便调。二诊方再服7剂，后未再就诊。

【按语】患者中年女性，多思易急，心烦惹躁，经年不寐。《血证论》云："心病不寐者，心藏神，血虚火妄动，则神不安，烦而不寐"。本心血不足，躁生虚火，扰动心神；又思伤脾阴，生化乏源，营血亏虚，遂成不寐。久之更耗阴液，心阴愈不足，心神愈失养，以至长期失眠，经久难愈。故法以益心安寐。方选甘麦大枣汤合天王补心丹。养心阴、益心气，调补心神而安寐。配伍川芎行气活血，上达巅顶，以通神明；首乌藤养心安神、祛风通络，为通补之剂。复诊川芎加量，增加行气活血之功；加百合合为百合地黄汤，养阴清热。全方以补益心阴为主，兼清热滋肾。

2 病案二

王某，女，57岁，2021年10月11日初诊。

【主诉】失眠间断发作10余年，加重1周。

【现病史】患者失眠以入睡困难为主，睡中醒后不能再次入睡，近两日几乎彻夜不眠，伴心烦，时有心慌及烘热汗出，两颧泛红，饮食正常，小便频多，时有小便失禁，大便正常，口干欲饮凉水，舌淡红苔少有裂纹，脉弦细。

【诊断】中医诊断：不寐（心肾不交证）；西医诊断：失眠。

【治法】滋阴降火，交通心肾。

【处方】黄连10g，黄芩10g，白芍10g，阿胶10g，鸡子黄1颗。共7剂，每日一剂，先煎黄连、黄芩和白芍，2次药汁混合后，趁热将阿胶烊化，将鸡子黄于药汤晾温时冲入。临睡前服。

【二诊】2021年10月18日。患者诉一剂下后入睡仍困难，但可入睡，无心烦症状，入睡后整夜未醒，睡眠时间约5小时，两剂服后患者自诉轻松入睡，夜间睡眠质量良好，无夜尿，睡眠时间约7小时，四剂服后患者自诉睡眠已正常，精神情绪良好。遂予以黄连阿胶汤合六味地黄丸加减，拟方如下：黄连5g，阿胶10g，白芍10g，生地黄10g，山萸肉10g，山药20g，茯苓10g，牡丹皮10g，乌药10g，益智仁10g，陈皮10g。共7剂，每日一剂，水煎服，临睡前服。

【三诊】2021年2月6日。患者诉睡眠明显好转，心烦心慌等症状明显减轻，二便调。守方再服7剂，诸症已愈。

【按语】本患者近日因女儿工作不稳定导致内心焦急，失眠发作，该患者年过半百，肝肾渐亏，加之常年劳作亦损伤肝肾，故患者有肝肾不足之内因，情绪因素为外因，内外相合，疾病乃生，结合患者舌脉，此类不寐正为《伤寒论》少阴病"黄连阿胶汤"主证，故予以黄连阿胶汤原方口服。本例患者不寐较重，予黄连阿胶汤原方药物组成7剂，1剂下后即心烦止，3剂服完睡眠明显改善，可谓疗效显著。考虑少阴病乃肾水下亏，心火上亢，心肾不交所致，黄连阿胶汤中阿胶、鸡子黄、白芍滋肝肾之阴，黄连、黄芩清泻心火，壮水之主以制阳光，滋水以克火，补阴以清热，鸡子黄还有引药入心经的功效，从而达到治疗不寐之目的。本方有较明显的镇静作用，思量黄连阿胶汤组成药少而精，滋阴清热各司其职，从而药到病除。经方中药量黄连四两，黄芩、白芍各二两，阿胶三两，鸡子黄二枚，关于经方中药物用量的考证目前尚无定论，本参考"一两合今13.8g"的说法，同时参考现代药物常用剂量，黄连现代常用量为2～5g，黄芩现代常用量为3～10g，白芍现代常用量为5～10g，大剂量15～30g，阿胶现代常用量为5～15g，为用药安全，黄连用量较经方原剂量减少，并相应减少了其他药物剂量，然疗效仍显著，故可见药物组成至关重要。由此可见，在辨证的基础上运用经方，疗效显著，在临床上大可给予经方原方治疗疾病，不仅经济，因药物种类少也可一定程度上减少不良反应的发生，减少患者服药后胃部不适感的产生。

七

经验总结

1 依据药物特性，恰当选择安神定志之品

对于心神不安，惊悸失眠所致失眠，可用煅牡蛎、煅龙骨。煅牡蛎质重能镇，有安神之功效，用治心神不安，惊悸怔忡，失眠多梦等症，常与煅龙骨相须为用，也可以配伍酸枣仁等安神之品。张锡纯善用龙骨、牡蛎，且两药在临床往往相须为用治疗各种疾病。张氏认为两药质相同，性相近，合用相得益彰，"每能益其功而又补各自之不足"。张氏认为，人身阳之精为魂，阴之精为魄。龙骨入肝，镇心神以安魂；牡蛎入肺，潜浮阳以定魄。魂魄者，心神之左辅右弼也。魂魄安强，精神自立，虚弱自愈也。龙骨能够镇静安神，牡蛎能够镇惊养阴，二者合用，镇静安神，精神自足，虚弱自愈，故龙骨牡蛎为精神之妙药也。临床上见心悸失眠、多梦纷纭、心慌、惶恐不安、胆惊痰扰、健忘、焦虑等心神不宁之症，皆可用之，可以使人快速入睡而且不会产生依赖性，相比于运用镇静催眠药、抗焦虑药等更安全，更有效。而相比生龙骨、生牡蛎，煅制后的药物多了收敛固涩之功，临床常用煅牡蛎、煅龙骨重镇安神、平肝潜阳，用于心神不安、惊悸失眠，伴

有盗汗，临床上配合其他药物，加强重镇安神、收敛固汗的效果，但矿石类药物不可久用，以防重伤胃气。

若兼见气血不足，常配以龙眼肉、酸枣仁、党参、山药等补益气血、宁心安神之品。龙眼肉与酸枣仁的配伍见于《济生方》归脾汤，龙眼肉补心脾、益气血，甘平质润，既能补脾气，又能养心血而安神，可用于劳伤心脾，气血不足所致的失眠、健忘、惊悸怔忡等症；酸枣仁养心安神，敛汗，甘酸性平，具有内补外敛之特点，既能内补营血而安神志，又能外敛营阴以止虚汗，故为养心安神、敛汗之要药。凡心肝血虚、心神失养、虚火妄动、营阴外泄所致的虚烦不眠、惊悸不安、神怯多梦、心慌汗出等，均为必用之品。二药相使为用，则补益心脾，养血和营，安神益智之力倍增。夜交藤有养心、安神、通络、祛风之效。临床常用该药治疗阴虚血少所致的失眠多梦，头晕目眩等，常与酸枣仁及养血药同用。

针对痰扰心神、心肾不交型失眠，可以加用远志、菖蒲。远志味苦、辛、性温，归心、肾、肺经，具有安神益智、祛痰、消肿的功效，善治惊悸、健忘、梦遗、失眠、咳嗽多痰、痈疽疮肿，其特点是既能开心气、宁心安神，又能通气而强智不忘，为交通心肾、安定神志、益智强记的佳品；石菖蒲性微温，味辛、苦，归心经、胃经，有开窍安神、理气活血、散风祛湿之效。

2 关注患者的年龄与性别

由于年龄不同、生理状态不同，引起失眠的原因也就各异。人在一生中的不同年龄段，生理特点不同，疾病的表现各有偏重，治疗方法也要因年龄而异。青少年期脏腑娇嫩，形气未充，出现失眠，多为脏腑气血不足，元气未充所致，病性以虚为主，常常伴有梦游、梦魇、梦惊、遗尿等表现；青壮年期，工作压力大，思虑多谋，所欲不遂，发为失眠多与情绪不畅、肝气郁结、郁而化火有关，病性以实为主；老年阶段，具有"脏腑脆弱，形气消减"的生理特点，因此，发病具有"多病相兼，虚实夹杂"的特点。老年人脾胃虚弱，气血化源不足，不能奉养心神；或心肝阴血亏损，虚热内生，扰乱心神；或肾精亏于下，心火炎于上，水火不济，心肾不交；或脾虚不运，痰湿内生，痰热内扰，心胆不宁等因素，均可导致不寐。因此，治疗青少年睡眠障碍，多以健脾益肾、益气养血为主；治疗青壮年失眠，多以疏肝理气、清肝泻火、清热化痰为主；治疗老年失眠，多根据脏腑阴阳气血盛衰情况，或补益肝肾，或滋阴清热，或益气养血。

人体的脏腑经络气血的活动，男女基本相同，但妇女在解剖上有胞宫、胞脉，在生理上有月经、胎孕、产育和哺乳等不同于男子的特点，因而妇女的脏腑气血活动也就有其特殊规律。一般来说，妇女以血为本，妇女在经、孕、产、乳期间，机体常处于血分不足、气分有余的状态，如《灵枢·五音五味》说："妇人之生，有余于气，不足于血，以其数脱血也。"故女子失眠也多与血虚有关。心藏脉，脉舍神，血虚失于濡养，血不养心，则心神不宁；肝藏血，血舍魂，血不柔肝，则魂不守舍，神魂不安，发为失眠。另外，女子心细敏感，既要同男子一样参与社会竞争，还要承担繁重的家务劳动，情绪波动较大，肝气易郁；经前气血蕴壅，易郁易怒；加之更年期，"天癸竭"，肝肾阴虚，肝阳易亢均可导致肝气郁结，郁而化火等。故肝气郁结，情志所伤是女性失眠的重要原因。又女子属阴，胆气固弱，惊恐猝至，决断无权，神魂不宁，亦可致失眠。因此，女子失眠有多虚、多郁的特点。虚多为肝血虚，所谓"肝为女子之先天"；郁多为肝气郁，所谓"百病不离乎郁，诸郁皆属于肝"。故治疗女性失眠，以调气、养血、柔肝为治疗大法，调气多用四逆散、柴胡疏肝散、丹栀逍遥散等以疏肝理气，宁心安神；养血多用四物汤、当归补血汤、酸枣仁汤等养血补血，和营安神；柔肝多用一贯煎、杞菊地黄汤、芍药甘草汤等柔肝滋阴，养肝安神。若胆气虚弱，决断无权者，用温胆汤益气温胆，静心安神。

八

摄生调护

1 日常饮食方面

跟中医的辨证论治相同，不寐患者的饮食调控也是因人而异的。对于素体心脾两虚、气血虚弱者，宜健脾养心。养脾在上午多吃黄色的食物，比如小米、黄豆、玉米面等；养心在中午多吃红色的食物，如红小豆、西红柿、胡萝卜等。针对阴虚阳亢、心肾不交致不寐者，可以用黑枸杞10g、首乌藤10g、莲子心4g，代茶饮。肝火旺盛的人宜食用富含维生素C的蔬果，水果如柠檬、橙子、橘子、猕猴桃、草莓等，蔬菜中绝大多数绿叶菜、甘蓝、青椒等都含有丰富的维生素C。也可以用菊花和枸杞子代茶饮，菊花性寒，枸杞子温补，正好互补。

2 日常运动方面

国内外研究证实这些运动项目对睡眠有一定的改善作用，尤其是对老年失眠患者，因运动具有健康、安全、易掌握、经济易行等优点被接受和推广。中医理论说"动则生阳"，想要改善阳不入阴的情况，增加身体阳气储备很重要。可以适当做一做睡前运动，有利于阳气循环，从而改善失眠症状，例如俯卧撑、下蹲、跳绳等，都是不错的运动选择，睡前运动还有助于提高身体疲劳感，进一步增强睡眠质量。此外，现在很多传统的运动项目已用于改善睡眠质量，如我国的太极、武术、八段锦、广场舞，国外的瑜伽、冥思等。

3 按摩安眠的穴位

神门穴位于腕部，腕掌侧横纹尺侧端，尺侧腕屈肌腱的桡侧凹陷处，即手腕横纹处，从无名指、小指间隙延伸下来，到手掌根部末端的凹陷处。可左右手交叉相互按摩穴位，每次50下即可，或用拇指按摩穴位，可微微用力，按摩时感觉到轻微的酸麻感即可。安眠穴，顾名思义可以安眠养神，它位于耳垂后面的凹陷处，按摩时用食指和中指轻轻按压凹陷处中点，睡前按摩此穴可起到很好的助眠效果。足部蜷缩，足心最低处即为涌泉穴，按摩前，可以先用热水泡泡脚，此外可以手心劳宫穴搓脚心涌泉穴，注意是搓不是按摩，对改善心肾不交导致的失眠也有帮助。

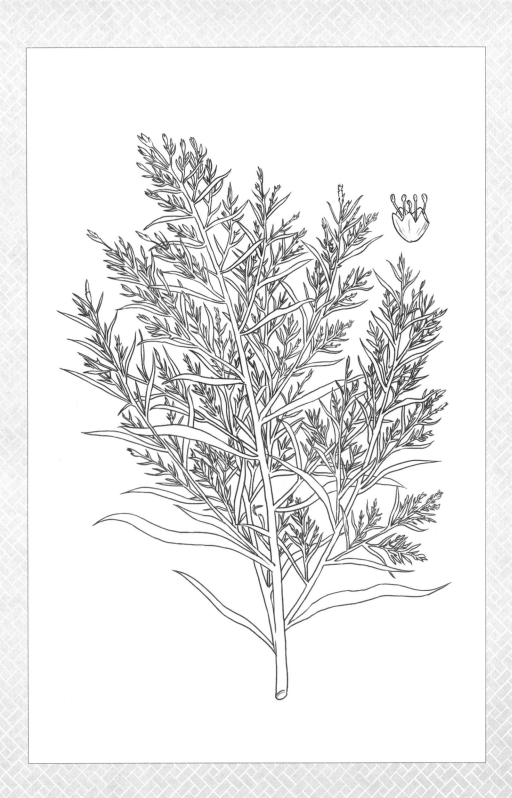

231